BERLINER KLINISCHE
ANTRITTSVORLESUNGEN

BERLINER KLINISCHE ANTRITTSVORLESUNGEN

HANS FRHR. VON KRESS

PROF. DR. MED. DR. SC. H.C. DR. MED. VET. H.C. DR. MED. H.C.

ZUM 60. GEBURTSTAG GEWIDMET

AUSGEWÄHLT VON

GÜNTER NEUHAUS

PRIV.-DOZ. DR. MED., BERLIN

MIT EINEM GELEITWORT VON

PAUL MARTINI

PROF. DR. MED., BONN

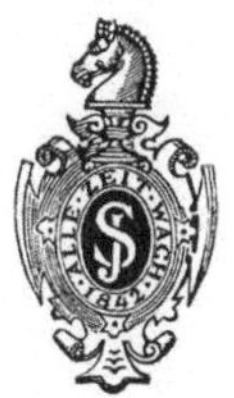

SPRINGER-VERLAG BERLIN HEIDELBERG GMBH

1962

ISBN 978-3-662-27800-0   ISBN 978-3-662-29300-3 (eBook)
DOI 10.1007/978-3-662-29300-3

Geleitwort

Klinische Antrittsvorlesungen sind nicht selten Spiegeln vergleichbar, in denen sich die zeitgenössische Medizin reflektiert. Das war seit langem so, und es gilt ebenso für die Antrittsvorlesungen zur Erlangung der Venia legendi, wie für die bei der Übernahme eines Lehrstuhls gehaltenen. Sie sind ein Ort der Besinnlichkeit mitten in der Aktivität der forschenden oder ärztlichen Arbeit. Der Forscher hat hier Gelegenheit, die verschiedenen Faktoren und Bereiche seines Gebiets miteinander zu vergleichen und ihre gegenseitige Wirkung zu bedenken. Er nimmt sich mehr als sonst Zeit, sich und anderen neben dem Speziellen Rechenschaft zu geben über das Allgemeine. Er vergleicht die Fortschritte, die die Entwicklung seinem Fach gebracht hat, mit deren Kehrseite und mißt beide gegeneinander. Er setzt auch sein Fach in Beziehung zu anderen Fächern und sucht die absoluten und relativen Grenzen seines eigenen Faches abzustecken. Ja, er schaut über die Grenzen der Medizin mehr als sonst hinüber in die Bereiche der anderen Disziplinen und visiert von hier gelegentlich arbeitshypothetisch neue Begriffe an.

Dies alles gilt für alle Überlegungen in der klinischen Medizin, für die diagnostischen ebenso wie für die therapeutischen. Wie in beiden Bereichen einerseits die Wertigkeit, andererseits die Risiken bei der Wahl der Methoden gegeneinander abgewogen werden müssen, wird in den zehn hier gesammelten Antrittsvorlesungen offenbar. Es wird in ihnen auch in erfreulicher Weise darauf hingewiesen, wie der Arzt gehalten ist und dazu erzogen werden muß, daß er über den unentbehrlichen modernen technischen Methoden nicht vergißt, daß weder die Anamnese, noch die Möglichkeiten der menschlichen Sinne, noch auch die personale ärztliche Wirksamkeit irgend etwas von ihrer Bedeutung eingebüßt haben. Das schränkt die Wichtigkeit von statistisch gesicherten wissenschaftlichen Gesetzen durchaus nicht ein, da der Arzt am Krankenbett sein jeweiliges „Erlebnis" gleichgültig, ob es visueller, akustischer oder technischer Natur ist, nur dann auswerten kann, wenn er es auf dem Hintergrund eines wissenschaftlich zuverlässigen Allgemeinen beurteilen kann.

In allen zehn Vorlesungen kommen die hier gekennzeichneten Prinzipien bald mehr, bald weniger deutlich zum Ausdruck. Ihre systematische Ordnung ist nur sehr unvollkommen möglich; wenn trotzdem der

Versuch dazu gemacht worden ist, so deshalb, weil er immer noch besser erschien als eine schematische Anordnung.

Daß die Sammlung dieser klinischen Vorlesungen, wie wir sie oben kennzeichneten, gerade HANS VON KRESS gewidmet wird, hat seinen tieferen Sinn in dessen ausgeprägter menschlicher, ärztlicher und klinischer Persönlichkeit, die vielen der Vortragenden als Vorbild vor Augen gestanden haben dürfte.

Bonn a. Rh. im Dezember 1962 PAUL MARTINI

Inhaltsverzeichnis

Aus der I. Medizinischen Klinik der Freien Universität Berlin
(Direktor: Prof. Dr. Dr. h. c. H. Frhr. v. Kress)

Die Diagnostik in der modernen Medizin*

Von

Günter Neuhaus

Die moderne Diagnostik hat sich im weitesten Maße die Erkenntnisse und Methoden der Naturwissenschaften zunutze gemacht, wobei in den letzten Jahren physikalische und physikalisch-chemische Methoden in zunehmendem Maße in der Laboratoriumstechnik die rein chemischen Verfahren ersetzt haben. Hierin zeigen sich Parallelen zur technischen Entwicklung im allgemeinen, daß immer mehr die genauen und zeitsparenden physikalischen Methoden benutzt werden.

Durch die Anwendung solcher Verfahren in der Medizin, insbesondere der Elektronik im weitesten Sinne, gelang es, feinste Ströme physikalisch richtig zu messen und aufzuzeichnen. Hieraus ergaben sich die Elektrocardiographie, die Elektroencephalographie und die Myographie. Die Verstärkertechnik gestattet es weiterhin, kleine Bewegungsvorgänge auf elektronischem Wege zu vergrößern und sie damit meßbar zu machen, woraus die Verfahren zur intracardialen Druckmessung, die Phonocardiographie, die Ballistocardiographie und andere diagnostische Methoden entstanden. Die wissenschaftliche und diagnostische Anwendung der Radioisotopen in der Medizin wurde erst durch die Fortschritte der Elektronik ermöglicht. Auch die Röntgenologie als älteste Domäne physikalisch-diagnostischer Verfahren hat im weitesten Maße solche Methoden in ihren Dienst gestellt — ich erinnere nur an die Elektrokymographie und die Bildverstärkertechnik [1]. Das leitet zu den mehr optischen Verfahren, der Mikroskopie im allgemeinen, der Phasenkontrast- und Elektronenmikroskopie über. In neuester Zeit gelang es, durch Anwendung des Echoverfahrens mit Ultraschallwellen intracardiale Tumoren und Vorhofthromben sicher nachzuweisen [2]. Wenn wir weiterhin Methoden ins Auge fassen, die sich die Zusammenhänge zwischen Temperaturänderung und Stromproduk-

---

* Nach der am 19. 2. 1959 gehaltenen Antrittsvorlesung. — Erstveröffentlichung: Ärztl. Wochenschr. **14**, 212 (1959).

tion bzw. Änderungen der Leitfähigkeit bei Temperaturkonstanz zunutze machen, umgreifen wir das große Gebiet der Thermoelemente, Calorimeter, aber auch der physikalischen Gasanalysegeräte bis zu den modernsten Infrarotspectrographen. Die Anwendung elektrischer und optischer Erkenntnisse bildete eine wichtige Grundlage für die Elektrophorese [3]. Aber auch schon länger bekannte Methoden, wie die ph- und Leitfähigkeitsmessung, konnten durch Stabilisatoren und Verstärker verbessert, polarographische Verfahren, wie die Hämoxytensiometrie zur direkten Bestimmung der Sauerstoffspannung im Blut, erst ermöglicht werden.

Wenn wir die Anwendung solcher Methoden, die in besonderem Maße im Rahmen unserer heutigen Zeit liegen, auf die medizinische Diagnostik positiv bewerten, sie uneingeschränkt als Fortschritt auffassen, sind wir berechtigt, sie als ein Kriterium der modernen Medizin anzusprechen. Der Begriff „modern" steht dabei notwendigerweise im Gegensatz zu älteren, „klassischen" Ansichten und Methoden, und er beinhaltet — bewußt oder unbewußt — die Auffassung, daß nun ein sichtbarer Höhepunkt erreicht ist.

Es wird unsere Aufgabe sein zu prüfen, ob dieser Optimismus in seiner besonderen Anwendung auf die medizinische Diagnostik in einem solchen Ausmaße begründet ist.

Der Wiener Kliniker E. LAUDA schrieb im vergangenen Jahre in einem Beitrag zur Geschichte der internen Diagnostik [4]:

„Die Medizin als Wissenschaft und Lehre und mit ihr die moderne Diagnostik haben eine Höhe erreicht, die selbst die der besten Blütezeit der Medizin weit übertrifft, denn die Sicherheit und Hilfe, die die klassische Diagnostik durch die gezielt eingesetzten Laboratoriumsmethoden einerseits und unsere neuen Erkenntnisse in der allgemeinen Pathologie erfahren hat, geben ihr, abgesehen von ihrer weiteren Vervollkommmung, einen Grad von Verläßlichkeit, der sicher höher ist als je in einer früheren Epoche."

Diese Sätze unterstreichen noch einmal die Definition, die wir für den Modernitätsbegriff aufgestellt hatten. Ähnliche Formulierungen klangen zur Zeit des naturwissenschaftlichen Kulminationspunktes der Medizin, gegen Ende des vorigen Jahrhunderts, schon einmal an, und sie waren vor allem in den Referaten des X. Internationalen Medizinischen Kongresses 1890 [5] zu hören, als sich die damalige medizinische Welt unter der Präsidentschaft von VIRCHOW und ERNST v. BERGMANN hier in Berlin versammelte. Der Chirurg FRIEDRICH TRENDELENBURG berichtete darüber [6]:

„Es war ein Taumel der Begeisterung, der in jenen Herbsttagen des Jahres 1890 durch die Welt ging. Ärzte aller Herren Länder reisten nach Berlin, um dort das Wunder zu schauen."

Die Medizin war, weil sie rein naturwissenschaftlich aufgefaßt wurde, der Arzt, weil er sich nur noch naturwissenschaftlicher Methoden bediente, interessant und modern. Tatsächlich sind in der Dichtung der damaligen Zeit — bei IBSEN, bei STRINDBERG und vielen anderen, Ärzte das Sprachrohr der Dichter — diese entsprechen am besten dem „Zeitgeist" [7].

VIRCHOW drückt das in seiner Eröffnungsansprache des Berliner Kongresses folgendermaßen aus:

„Die Medizin ist in Deutschland eine wirklich populäre Wissenschaft"[8].

Die Äußerungsweisen haben sich inzwischen geändert — aber ist die von den heutigen Ärzten sicher nicht beabsichtigte Publizistik nicht auch — wie damals — ein Ausdruck ihrer allgemeinen Popularität und des Interesses, das die Bevölkerung an der Medizin nimmt?

Zu Beginn dieses Jahrhunderts machten sich dann die ersten Zweifel an dem allgemeinen Optimismus bemerkbar, zumal die naturwissenschaftliche Medizin auf ihrem eigenen Feld Rückschläge erlitt. Das bekannteste Beispiel, das Versagen des Kochschen Tuberkuloseimpfstoffs, gehörte zu diesen Rückschlägen. Auch dieser Vorgang ist von erstaunlicher Aktualität. In seinem Vortrag auf dem Berliner Kongreß berichtete KOCH über die erfolgreiche Erprobung eines Impfstoffes gegen Tuberkulose beim Meerschweinchen. Er schloß dann wörtlich [9]:

„Anregung zu weiteren Versuchen nach dieser Richtung zu geben war einzig und allein der Grund, daß ich, von meiner sonstigen Gewohnheit abweichend, über noch nicht abgeschlossene Versuche eine Mitteilung gemacht habe."

Er hatte also nur eine Wahrscheinlichkeit mit allen Vorbehalten eröffnet. Aber die Erwartung der Öffentlichkeit übersprang den Abstand zwischen der Wahrscheinlichkeit und der Gewißheit. Das Ansehen von KOCH genügte, die Überzeugung von tatsächlichen Erfolgen zu erwecken, das „moderne" Mittel wurde unkritisch angewandt — nach einem Jahr war die Ernüchterung über das Wundermittel eingetreten.

Auch in der Jetztzeit nehmen die Stimmen zu, die von einer „Krise in der Medizin" reden, die vor zu großem Optimismus warnen.

LAUDA fährt nämlich in dem oben zitierten Vortrag fort:

„Trotz aller Fortschritte bleiben die klassischen Untersuchungsmethoden mit Anamnese, Auskultation, Perkussion, Palpation und mit viel Erfahrung doch immer der wichtigste und ausschlaggebendste Teil der Diagnostik. Wenn diese wichtigen Kenntnisse nicht mehr gepflegt werden, muß die Diagnostik bei den Kranken unserer Bevölkerung weiter bergab gehen. Statt daß der junge Praktiker durch langjährige Praxis die Beherrschung der klassischen Untersuchungsmethoden immer mehr verfeinert und als alter Praktiker den Typ des guten alten Fachmannes verkörpert, lernt der junge Arzt heute in den Spitälern und erst recht in großen Kassenambulatorien die Laboratoriumsmethoden nur flüchtig kennen, ohne sie kritisch zu beherrschen, und er hat als alter Praktiker die klassischen Untersuchungsmethoden vergessen, soweit er sie überhaupt beherrscht hat.

Wenn die Entwicklung im genannten Sinne weiter fortschreitet, sehe ich
für die Diagnostik schwarz. Die Situation ist heute schon böse
genug."

Er steht mit dieser Ansicht nicht allein. Vor kurzem sagte der Präsident
des 27. französischen Medizinerkongresses [10]:

„Noch nie haben die diagnostischen Methoden eine solche Vollkommen-
heit und Vielfalt erreicht, noch nie waren ihre Antworten so sicher, so
genau wie heute. Und trotzdem haben zu unserem Erstaunen und unserer
oft heftigsten Empörung noch nie die Scharlatane und die dümmsten Prak-
tiken des modernen Zauberwesens einen solchen Erfolg bei den Kranken
gehabt wie heute."

Der Arzt ist in seiner Diagnostik nicht unabhängig von den Ideen, die
das Bewußtsein seiner Zeit ausfüllen [11]. Als Mitglied und Partner sozio-
logischer Gegebenheiten kann sich der Arzt — und sei es nur aus ökono-
mischen Gründen — den Forderungen seiner Umwelt nicht entziehen. Das
Verhältnis zu seinen Patienten wird so ohne sein Zutun in charakteri-
stischer Weise geprägt.

In einer patriarchalischen Gesellschaftsstruktur war der Arzt als „Hausarzt" eng mit einer bestimmten Klientel verbunden, deren Wohl und Wehe
er in der Generationenfolge zu beobachten und zu beeinflussen Gelegenheit hatte.

Die moderne Massengesellschaft mit ihrer ausgeprägten sozialen Sicherung des einzelnen setzt an die Stelle des „Hausarztes" den „Kassenarzt"
oder das Ambulatorium. Der Patient hat einen Anspruch auf Versorgung —
die lenkende Partnerschaft zwischen Hausarzt und Patient wird in eine
unpersönliche ökonomische Beziehung umgewandelt.

Der oft zitierte Gegensatz „Hausarzt" und „Kassenarzt" ist in unserer
heutigen Gesellschaft eine Fiktion, die Polarität besteht vielmehr zwischen
„Kassenarzt" und „Spezialisten". Während sich in früheren Zeiten Haus-
ärzte und Fachärzte vor allem in ihren verschiedenen therapeutischen Möglichkeiten unterschieden, wobei ihre diagnostischen Maßnahmen noch prinzipiell ähnlich waren, liegt der Unterschied zwischen Kassenarzt und Spe-
zialarzt heute vor allem auch auf dem Gebiete der Diagnostik. Die neueren
Laboratoriumsmethoden verlangen kostspielige Apparaturen, ihre Bedie-
nung und die Bewertung der Ergebnisse setzen Spezialkenntnisse voraus,
die neben einer entsprechenden Ausbildung eine dauernde Beschäftigung
mit diesen Methoden notwendig macht.

Da aber ein Mindestmaß an apparativer Diagnostik auch in der freien
Praxis notwendig ist — diese auch vom Patienten, der sich durch Zeitungs-
berichte, Fernsehen und populärwissenschaftliche Vorträge eine gewisse
Kenntnis diagnostischer Möglichkeiten erworben hat, gefordert wird —,
werden soche Spezialuntersuchungen von medizinisch-diagnostischen Instituten ausgeführt, die die Ergebnisse dem praktischen Arzt übermitteln.

Auf diese Weise wird neben sachlicher Leistung in oft überflüssiger Weise das Bedürfnis des Patienten nach modernen Spezialuntersuchungen erfüllt. Das geht so weit, daß nicht wenige Menschen heute Befundberichte, Elektrocardiogrammstreifen und ähnliches von ihrem letzten „check up" in ihrer Brieftasche bei sich führen, um diese „modernen Fetische" bei Gelegenheit im Freundeskreis zusammen mit Familienbildern herumzuzeigen.

Die Spezialisierung bringt eine Reihe neuer Probleme mit sich. Der Spezialist vertieft seine Kenntnisse in seinem Spezialgebiet immer mehr, wodurch eine methodische Isolierung heraufbeschworen wird. Für ihn besteht die Gefahr, daß sich das ärztliche Bemühen, das auch in der Diagnostik aufgegeben ist, in naturwissenschaftliche Teilprobleme auflöst. Die gewonnenen Befunde dienen dann nicht mehr als Grundlage für diagnostische Überlegungen — sie werden Selbstzweck. Auf der anderen Seite ist der weitere Fortschritt aber an die Sammlung und Auswertung von Befunden, die am Patienten gewonnen wurden, gebunden. Es gibt eine Reihe von Gründen, die uns veranlassen können, auf dem Wege zur richtigen Diagnose eingreifendere und gefährlichere Maßnahmen zu wählen, als zur Erreichung des diagnostischen Zieles notwendig wäre.

Die hier nur angedeutete Problematik moderner Diagnostik hat im letzten Jahr I. Chavez, der Vizepräsident des Weltcardiologenkongresses 1958 in Brüssel, der Direktor des berühmten mexikanischen Institutes für Cardiologie — in dem Cardiologen, also Spezialisten, aus der ganzen Welt diagnostische Methoden erlernen — unter dem Titel „Größe und Armut der Spezialisierung in der Medizin" behandelt [12].

Chavez führte unter anderem aus:

„Die Spezialisierung beinhaltet eine gewaltige expansive Kraft des Fortschritts, ihr verdanken wir einen großen Teil der Erfolge, die wir erleben. Aber sie enthält den Keim des Rückschritts in der intellektuellen und geistigen Sphäre. Denn Spezialisierung führt zur Fragmentierung, zur Betonung von Teilproblemen, zur Begrenzung unseres Horizontes. Was an Tiefe der Erkenntnis gewonnen wird, geht an Breite verloren. Indem man sich auf einen Teil konzentriert, besteht die Gefahr, den Blick für das Ganze zu verlieren."

Es sei an dieser Stelle gestattet, auf eine scheinbare Schwierigkeit einzugehen, die darin besteht, daß die Medizin einerseits als Naturwissenschaft den strengen naturwissenschaftlichen Gesetzen unterliegt, daß andererseits aber der Kranke als Individualität sich solchen Gesetzen entziehen kann.

Gerade bei der Kompliziertheit der Körperfunktionen, bei der Verschiedenheit und Vielfalt der Krankheitserscheinungen bedürfen wir der Methoden, die die physikalischen, chemischen und biologischen Gesetzmäßigkeiten ermitteln und sie in mathematisch faßbare Zusammenhänge bringen. Die Beobachtungen, in der Diagnostik „Befunde" oder „Symptome" genannt, stellen Einzelerfahrungen an Individuen dar. „Sie erlangen ihre Gültigkeit aber erst aus der Bestätigung an vielem, d. h. aus der Beobachtung von Kollektiven. Die Beobachtungen gelten also nur für den Durchschnitt und haben eine sehr begrenzte Geltung für den einzelnen Kranken." Unsicherheiten bei der Diagnostik werden also immer unvermeidbar sein, „weil immer Persönliches mit im Spiel ist und in unser Urteil eingeht" (MARTINI [*13*]).

Damit ist die Diagnose ein statistischer Begriff — sie wird immer nur mit einer gewissen Wahrscheinlichkeit zu stellen sein, die allerdings um so größer ist, je lückenloser alle zu der betreffenden Krankheit gehörenden Befunde bemerkt wurden.

Wir haben es zum Beispiel mit den Symptomen und Befunden zu tun, die zu der Krankheit „Magengeschwür" gehören. Die Krankheit „Magengeschwür" bleibt aber abstrakt — solange sie nicht die Krankheit eines bestimmten Patienten ist. Wird sie aber durch die Person des Kranken konkretisiert, verliert sie von ihrer gesetzmäßigen Bestimmtheit.

„Das Gesetzliche kann nur das Regelhafte umgreifen und muß vom Individuellen draußen lassen, was nicht unter das Allgemeine fällt. Wird eine Krankheit unter die Beobachtungsweise des Naturgesetzlichen gerückt, so verblaßt ihr personeller Träger zu einem körperlichen Gehäuse, in dem sich Vorgänge von bestimmter kausaler Erklärbarkeit abspielen." (WACHSMUTH [*14*]).

Das bedeutet: die Aufstellung von Krankheitsbegriffen hat nachprüfbar nach naturwissenschaftlichen Gesetzen zu erfolgen. Bei der Diagnostik muß der Krankheitsbegriff nach ebensolchen Gesetzmäßigkeiten ermittelt werden, das gilt für die Auswahl diagnostischer Verfahren und für ihre methodische Durchführung. Unsauberkeit einer Methode bedeutet ihre Erfolgslosigkeit.

Aus einem Elektrokardiogramm lassen sich z. B. Rhythmusstörungen mit Sicherheit ablesen, aber selbst bei schweren Störungen der elektrischen Eigenschaften des Herzmuskels, wie wir sie bei Herzinfarkten finden, kann man über die Leistungsfähigkeit, d. h. die Funktion des Herzens nichts aussagen, was über die allgemeine Erfahrung hinausgeht, daß ein Herz nach einem Infarkt in seiner Leistungsfähigkeit eingeschränkt ist. Diese Erfahrungstatsache braucht als statistische Aussage im Einzelfall nicht zuzutreffen. Es wäre methodisch richtig, bei der Befundung eines solchen Elektrokardiogrammes von Störungen der elektrischen Eigenschaften des betreffenden Herzens zu sprechen und diese zu beschreiben. Methodisch falsch ist es aber in einem solchen Falle, eine „schwere Myokardinsuffizienz" zu diagnostizieren.

Das führt uns auf den grundlegenden Unterschied zwischen Befund und Diagnose und die Begriffsbestimmung der Diagnose überhaupt. Das Wort Diagnose ist von dem griechischen διάγνωσις = „Unterscheidung" hergeleitet.

Der diagnostizierende Arzt sieht sich einer Fülle von Wahrnehmungen gegenüber, die er bei seinem Patienten findet. Die Unterscheidung von Wichtigem und Unwichtigem fordert eine Denkarbeit, ein Urteil. Erst dieses Urteil ist die Diagnose.

Sie basiert also auf einer Anzahl von Wahrnehmungen, die durch einen Denkprozeß so zusammengefaßt werden, daß Wichtiges und Unwichtiges voneinander unterschieden wird. Die wichtigen Einzelwahrnehmungen nennen wir zum Unterschied von den unwichtigen „Befunde" oder „Symptome".

Unwichtig für die Diagnose ist bei unserem Patienten mit dem Magengeschwür seine Haarfarbe, seine Augenfarbe, seine Körpergröße, sein Dialekt und vieles mehr; sein Gewicht, sein Gesichtsausdruck, vielleicht eine braune Verfärbung der Finger, die auf einen starken Zigarettenkonsum schließen lassen, die belegte Zunge usw. sind dagegen wichtige Befunde.

Die natürliche, d. h. die allein mit den Sinnesorganen mögliche Untersuchung des Patienten und die Beobachtung von Meßgrößen hat ihre Grenze in der physiologischen Leistungsfähigkeit der Sinnesorgane und in der raschen Ermüdbarkeit des Untersuchers. Zudem führt die Ermüdung zu einer weiteren Leistungsabnahme der Sinnesorgane und damit zu einer Zunahme der Ungenauigkeit der Beobachtungen. Die Technik hat deswegen dem Arzt Hilfsmittel an die Hand gegeben, die die Leistungsfähigkeit der Sinnesorgane verstärken und zudem ihre Ermüdbarkeit durch automatische Aufzeichnungen der Meßgrößen vermeiden.

Die Grenze der optischen Beobachtungen wird durch die Kleinheit von Bewegungsvorgängen, durch ihren sehr langsamen oder zu schnellen Bewegungsablauf oder endlich durch die Kleinheit des Objektes selbst, seinem zu geringen Lichtwert und durch den sichtbaren Teil des Spektrums bestimmt und begrenzt. Die Beobachtung akustischer Werte wird einmal durch die physiologische Hörbreite, durch eine zu rasche Aufeinanderfolge von Tönen oder Geräuschen, zum anderen durch die Unfähigkeit des Ohres bestimmt, den komplexen Gehörseindruck im physikalischen Sinne zu analysieren.

Der Temperatursinn ist beim Menschen auf das gewöhnliche Umgebungsmilieu eingerichtet. Die Berührung zu hoher oder zu tiefer Temperaturen würde zu Schäden des Temperatursinnes führen. Die Temperatur kann zudem nur grob geschätzt werden, und ihre Feststellung ist außerdem noch großen Täuschungsmöglichkeiten unterworfen, weil lediglich Temperaturunterschiede genauer festgestellt werden können.

Der Geschmacksinn kann Unterschiede zwischen sauer und alkalisch feststellen, die relativ genau sind. Aber selbstverständlich können feinere Unterscheidungen des *ph*-Wertes nicht durchgeführt werden, zumal mit der Giftigkeit von Prüfsubstanzen gerechnet werden muß. Außerdem gibt es bei der Prüfung der Wasserstoffionenkonzentration durch den Geschmack täuschende Ausnahmen. Die α-Amino*säuren* rufen z. B. einen süßen Geschmackseindruck hervor.

Druck- und Schwereunterschiede können mit unseren Sinnesorganen gleichfalls nur höchst ungenau festgestellt werden, so daß wir hier von vornherein auf technische Hilfen angewiesen sind. Lediglich der Geruchssinn ist außerordentlich empfindlich, hierfür werden im allgemeinen keine verbessernden technischen Verfahren benötigt.

Auch bei objektiven Meßmethoden muß sich der Diagnostiker darüber klar sein, daß der technische Apparat nur zwischen das gegebene Objekt und das beobachtende Subjekt geschaltet ist und er eben von dem Apparat auch nur Sinneseindrücke erhält. Sie bestehen auch — etwa ein mikroskopisches Beobachtungsfeld — aus einer Vielzahl von Wichtigem und Unwichtigem, das unterschieden, d. h. diagnostiziert werden muß. Die Leistung des Auswählens und Beurteilens kann dem beobachtenden Arzt kein noch so perfekter Apparat abnehmen. Zwischen den apparativ gewonnenen und den ursprünglichen Befunden besteht kein prinzipieller Unterschied, auch nicht in der Wertigkeit für die daraus gewonnene Diagnose.

Bei einem Patienten mit einer Mitralstenose mit typischer Rheumaanamnese, der uns angibt, nur mit erhöhtem Oberkörper schlafen zu können, der bei Belastung Atemnot bekommt, genügen diese wenigen Befunde schon zu einer Vermutungsdiagnose. Kommt hierzu noch der Auskultationsbefund eines präsystolischen Geräusches und der Mitralöffnungston, und werden diese Befunde durch elektrokardiographische und röntgenologische Daten ergänzt, so ist die Diagnose mit einem solchen Grad von Sicherheit möglich, daß in der Mehrzahl der Fälle auf den Herzkatheterismus verzichtet werden kann.

Die Befunde, die wir aus der Anamnese entnehmen können, werden häufig in ihrer Wertigkeit für die Diagnose unterschätzt. Dabei geben uns die Beschwerden, die der Patient äußert, und die Art und Weise, wie er sie vorbringt, wichtige Fakten an die Hand. Wenn die wichtigen anamnestischen Befunde fehlen, führen uns nicht selten auch komplizierte apparative Untersuchungsmethoden in die Irre.

Ein besonders instruktives Beispiel möge das kurz erläutern:

Ein Patient wurde mit einer inguinalen Lymphdrüsenschwellung über eine Poliklinik in eine chirurgische Klinik eingewiesen. Die Drüse wurde entfernt und zur histologischen Untersuchung eingesandt. Der sehr erfahrene Pathologe stellt nach sorgfältiger Untersuchung die Diagnose eines Lymphosarkoms. Daraufhin wurde der Patient in eine innere Klinik verlegt, deren Leiter ein erfahrener Hämatologe ist. Da die übrigen Laboratoriumsuntersuchungen in offenbarem Gegensatz zu der histologischen Diagnose standen, wurde nun — erstmalig — eine eingehende Anamnese erhoben. Hierbei stellte es sich heraus, daß der Patient einige Wochen vorher ein indolentes Geschwür am Genitale beobachtet hatte, dem er aber weiter keine Bedeutung zumaß. Da der histologische Block noch vorhanden war, wurden nun Silberfärbungen des Präparates durchgeführt, die eindeutig Spirochäten zur Darstellung brachten. Die Veränderungen der Lymphdrüse mußten somit als reaktive, lymphatische Hyperplasie gedeutet werden. Nunmehr wurde gezielt nach anderen Befunden gesucht und typische papuläre Veränderungen an den Füßen und der Analgegend festgestellt. Nach entsprechender Therapie wurde der Patient vollständig geheilt.

Die richtig erhobene Anamnese hätte hier den wichtigsten Befund ergeben und zudem die Richtung gewiesen, in der weitere Befunde zu suchen waren.

Die Diagnose basiert auf der sorgfältigen Sammlung aller Befunde, wobei die Wertigkeit dieser Befunde nicht unbedingt mit dem apparativen Aufwand, der zu ihrer Gewinnung nötig war, zunimmt, sie basiert weiter auf der denkenden Verarbeitung der erhobenen Befunde am Leitbild der in Frage kommenden Krankheitsbegriffe.

Die erste Voraussetzung steht und fällt damit, ob der Arzt auch bei bester Beherrschung der Methode aller Bedingungen habhaft werden kann, die das erzeugen oder begleiten, was Krankheit heißt.

Die zweite Voraussetzung, die geistige Verarbeitung des Gefundenen, setzt eine gewisse Denkschulung voraus. Denn das Unterscheiden zwischen Wichtigem und Unwichtigem setzt die Kenntnis der in Frage kommenden Krankheitsbegriffe voraus, an denen sich das differentialdiagnostische Denken orientiert. Es hat weiterhin nicht nur die Kenntnis, sondern auch die ständige Präsens aller zu erwägenden Möglichkeiten zur Voraussetzung. Hier liegt das begründet, was VOLHARD als das Kunststück der richtigen Diagnose bezeichnet hat, nämlich das „Daran denken".

Bei einer plötzlich aufflackernden Epidemie wird die in Betracht zu ziehende Krankheit zuerst leicht übersehen, weil man an ihr Auftreten nicht denkt, nach einigen Wochen, auf ihrem Höhepunkt, wird die Krankheit überwiegend richtig diagnostiziert, und später, bei ihrem Abklingen, nehmen die Fehldiagnosen wieder zu, weil man sich noch nicht aus der eingefahrenen Denkgewohnheit gelöst hat.

Wegen dieser Schwierigkeiten hat sich der Arzt Hilfsmittel geschaffen, die ihm bei der Einordnung von Befunden helfen können. In Lehrbüchern werden die Krankheiten mit ihren Symptomen besprochen. Diese Anordnung hilft bei der Suche nach einer Diagnose nicht viel weiter. Praktischer sind die Lehrbücher der Differentialdiagnose, in denen nicht mehr die Krankheitsbegriffe, sondern deren Symptome übersichtlich zusammengefaßt sind. Einen weiteren Schritt geht ein tabellarisches Werk von BÄRSCHNEIDER [15], in dem zu jedem Symptom alle denkbaren Krankheiten aufgeführt sind.

Wenn z. B. ein Patient Fieber hat, so ist die gesuchte Krankheit unter den Krankheitsbegriffen, die dem Symptom Fieber zugeordnet sind. Es zeigt sich nun, daß nur wenige weitere Symptome die Anzahl der möglichen Krankheiten außerordentlich einengen.

Einen wesentlichen Fortschritt kann hier die Anwendung moderner Dokumentationsverfahren — vielleicht in Form eines zentralen Institutes — bringen. Umfangreiche Vorarbeiten auf diesem Gebiete bis zur praktischen Anwendung hat KORNFELD [16] mit Dokumentationsmaschinen der IBM durchgeführt. Eine solche Maschine wird mit Krankheitsbegriffen zusammen mit deren möglichst vollständiger Symptomatik gespeist, wobei jedes Symptom und jede Krankheit durch eine bestimmte Zahl repräsentiert wird. Die Maschine antwortet nun auf die Frage, welche Erkrankungen bei bestimmten Symptomen in Betracht kommen.

In einem Modellversuch waren 140 Krankheiten durch 340 Symptome eindeutig bestimmt. Von diesen 340 Symptomen waren übrigens 180 Befunde aus der Anamnese.

Die Maschine gibt bei genügender Symptomenzahl in kürzester Zeit den einzig möglichen Krankheitsbegriff, auf den die angegebene Symptomenkombination zutrifft.

Selbstverständlich „denkt" auch dieser Apparat nicht, er kann nur mit den Angaben kombinieren, die vorher eingespeist wurden. War diese Einspeisung nach dem neuesten Stand der Erkenntnisse vollständig, wurden die Symptome, die der gesuchten Krankheit zugehören, richtig und möglichst vollständig beobachtet, so kann uns die Maschine in vollkommenster Weise das „Daran denken" abnehmen.

Welcher Hilfsmittel wir uns auch immer zur Unterstützung unserer Sinnesorgane bedienen, welche Apparaturen wir benutzen und welche Methoden wir bei der Einordnung und Unterscheidung der erhobenen Befunde anwenden, Voraussetzung für die Diagnostik bleibt das aufmerksame Offensein für die vor unseren Augen liegenden Befunde.

In diesem Sinne ist das GOETHE-Wort, das an der Frontseite des Bonner Hörsaals meines klinischen Lehrers PAUL MARTINI in großen Buchstaben zu lesen war, ständige Aufgabe und Mahnung für uns alle:

> Was ist das Schwerste von allem?
> Was Dir das Leichteste dünket.
> Mit den Augen zu sehen,
> Was vor den Augen Dir liegt.

Literatur

[1] JANKER, R.: Röntgen-Blätter **8** (1954); Fortschr. Röntgenstr. **79**, 1 (1953) und Medicamundi **2**, 22 u. 38 (1956).

[2] EFFERT, S. u. E. DOMANIG: Dtsch. med. Wschr. **84**, 6 (1959).

[3] PEZOLD, F. A.: Ärztl. Wschr. **13**, 129 (1958).

[4] LAUDA, E.: Medizinische Klinik **53**, 1157 (1958).

[5] Verh. X. Int. Med. Congresses, Bd. I, Berlin 1891.

[6] TRENDELENBURG, FR.: Die ersten 25 Jahre der deutschen Ges. f. Chirurgie. Berlin 1923, S. 192.

[7] WACHSMUTH, B.: Der Arzt in der Dichtung unserer Zeit. Stuttgart: F. Enke 1939.

[8] Siehe [5] S. 2.

[9] Siehe [5] S. 35 u. 47: KOCH, R.: Über bakteriologische Forschung.

[10] Zit. n. Ärztl. Mitt. Dtsch. Ärztebl. 1958.

[11] BAHR, R.: Zur Kritik der Moderne. Bd. II. Die Überwindung des Naturalismus. Dresden und Leipzig 1891.

[12] CHAVEZ, I.: Grandeur et misère de la spécialisation médicale. Aspiration à un nouvel humanisme. IIIe Congrès Mondial de Cardiologie. Bruxelles 1958. Grandes Conférences, S. 55.

[13] MARTINI, P.: Einseitigkeit und Mitte in der Medizin, in „Vom ärztlichen Denken und Handeln". S. 58, Stuttgart: G. Thieme 1956.

[14] Siehe [7] S. 68.

[15] BÄRSCHNEIDER, M., Differentialdiagnose klinischer Symptome. 11. bis 13. Aufl., Kiel: F. Hirth 1958.

[16] KORNFELD, H.: Ein differentialdiagnostisches Selbstwählverfahren. Ärztl. Akademie f. Fortbildung. Okt. 1956, und Berl. Ärztebl. Kongreßsonderheft 1958.

Aus der Neurochirurgisch-Neurologischen Universitätsklinik Berlin
im Krankenhaus Westend (Direktor: Prof. Dr. A. Stender)

Differentialdiagnose des Schlaganfalls*

Von

Hans Schliack

Der Anfänger des klinischen Studiums erwartet mit einigem Recht, daß in der Medizin jede Krankheit dem für sie allein zuständigen Fachgebiet zugeordnet ist — der inneren Medizin, der Chirurgie oder der Neurologie —, ähnlich wie jedes Tier, jede Pflanze in der Systematik der Zoologie oder der Botanik seinen Platz hat oder doch wenigstens die theoretische Aussicht, ihn einmal zu erhalten.

Aus sehr verschiedenen Gründen ist in der Medizin eine solche Systematik nicht möglich. Es gibt viele Grenzgebiete, die je nach Ausbildung oder Temperament des einzelnen Fachvertreters entweder vom Internisten oder vom Chirurgen oder von beiden zugleich beansprucht werden. Ich nenne als Beispiel den akuten Gallenanfall, die Ureterkolik oder das Magenulcus. Alle diese Krankheiten werden — ganz abgesehen von den oft vielseitigen und schwierigen differentialdiagnostischen Erwägungen — bald mehr vom Internisten, bald mehr vom Chirurgen wahrgenommen. Neue pharmakologische und chirurgische Möglichkeiten haben in den letzten Jahren hier und da gänzlich neue Verhältnisse geschaffen. Ich erinnere nur an die moderne Herzchirurgie und an die Anwendungsmöglichkeiten der Antibiotica.

Unter der Notwendigkeit weiterer Spezialisierung werden die herkömmlichen Einteilungen unserer medizinischen Fächer zum Teil problematisch. Neben Spaltungen zu groß gewordener Fächer sehen wir die Bildung neuer Kristallisationspunkte z. B. im Bereich der modernen Anästhesie oder der Herzchirurgie mit spezialisierten Chirurgen, Internisten und Physiologen. Diese Vertreter eines solchen Team bilden nun im Grunde ein engeres „Fach", eine neue und in sich geschlossene Einheit, als etwa in der inneren Medizin die Stoffwechselspezialisten, Hämatologen und Kardiologen untereinander. Derartige Umgruppierungen, die ja im Grunde

---

* Als Antrittsvorlesung vorgetragen am 13. 11. 1959. — Erstveröffentlichung: Berliner Medizin **10**, 544 (1959).

keine destruierenden Spezialisierungsprozesse sind, sondern neue schöpferische Synthesen ermöglichen, finden wir heute in allen medizinischen Fachgebieten.

Während solcher Entwicklungen gibt es Grenzprobleme und Gefahren gegenseitiger Entfremdung. Durch die Abspaltung der Neurologie von der inneren Medizin und ihre enge Anlehnung an die Psychiatrie sind zwischen Neurologie und innerer Medizin zuweilen störende Lücken entstanden. In beiden Fächern gibt es Syndrome mit so heterogenen Ursachenmöglichkeiten, daß der Vertreter des einen Faches die Selbstverständlichkeiten des anderen übersieht. In anderen Fällen kann ein und dieselbe Krankheit so vielseitige Symptome hervorbringen, daß sie den Rahmen eines zu eng gewordenen Faches sprengt.

Ich denke dabei nicht nur an die Metastasen bösartiger Tumoren oder an die Hämatoblastosen, die recht häufig zu schweren neurologischen Komplikationen führen können (BODECHTEL). Ein besseres Beispiel ist die perniziöse Anämie mit der sie begleitenden funikulären Spinalerkrankung. Diese beiden Syndrome bilden eine Krankheitseinheit. Der Riß zwischen den medizinischen Fächern geht mitten durch diese Krankheit hindurch. So kommt es, daß nur wenige Ärzte die verschiedenen Seiten der Krankheit wirklich selbst übersehen und praktisch diagnostizieren können. Neurologen z. B. können nur selten die entscheidenden Kriterien von Blutbild und Sternalmark beurteilen, sie berücksichtigen oft nicht die Bedeutung der histaminrefraktären Anacidität des Magensaftes, des Schilling-Testes usw. Nicht weniger hilflos stehen viele Internisten vor der Aufgabe, die Symptome einer funikulären Spinalerkrankung abzugrenzen gegen einen spinalen Tumor, eine Tabes dorsalis oder gegen polyneuritische Krankheitsbilder. Vor ähnliche Probleme stellen uns die akut entzündlichen, zumeist virusbedingten Krankheiten des Nervensystems, die verschiedenen Arteriitiden, die Polyneuritiden usw.

Zu den neurologischen Syndromen mit vielfältiger Ätiologie gehört der Schlaganfall. Auch dieses Krankheitsbild liegt nicht an einer natürlichen Grenze zwischen Neurologie und innerer Medizin. Es gehört zu den Kardinalsyndromen der Neurologie. Die Erkennung seiner Ursachen setzt aber oft das ganze Rüstzeug der inneren Medizin voraus, z. B. die Suche nach einer möglichen Emboliequelle. Auch ein Coma diabeticum kann sich unter dem Bilde eines Schlaganfalles mit Halbseitenparese zeigen. Wird aber ein diabetisches Coma nur 12 Stunden lang übersehen, so kann dies zur Katastrophe führen.

Derart weite Überschreitungen der Grenze zweier Fachgebiete bei einem phänomenologisch gleichförmigen Syndrom müssen zu differentialdiagnostischen Schwierigkeiten führen. Es ist deshalb verständlich, daß immer wieder bestimmte, für das jeweilige Fach typische Fehldiagnosen vorkommen.

Neuerdings haben sich die Probleme des Schlaganfalls noch auf ein weiteres Spezialfach ausgeweitet: auf die Neurochirurgie. Wir haben gelernt, daß man in einzelnen Fällen die Blutungshöhle im Gehirn operativ absaugen kann. Damit läßt sich unter Umständen eine akute Lebensgefahr, die durch zunehmenden Hirndruck entstehen kann, abwenden und die Rückbildung der Lähmung entscheidend verbessern. STENDER hat kürzlich aus seinen eigenen Erfahrungen eine Reihe derartiger Fälle beschrieben. Natürlich ist nicht jeder Schlaganfall für diesen Eingriff geeignet. Man sollte diese Möglichkeit aber bei allen nicht zu alten Patienten mit einem ersten großen Schlaganfall erwägen. Man operiert etwa am 8. bis 10. Krankheitstag. Der Eingriff ist nicht sehr groß. Ein Bluthochdruck bildet keine Kontraindikation. Noch wichtiger erscheint die Indikationsstellung zur operativen Beseitigung von Carotisstenosen, da sich durch solche Eingriffe oft das Entstehen größerer Insulte verhüten läßt.

Ich habe in Lübeck bei meinem Lehrer KARL HANSEN gelernt, die Diagnose stets zu unterteilen in die formale und die ätiologische Diagnose und diese Zweiteilung auch immer im Krankenblatt schriftlich zu fixieren, etwa folgendermaßen:

1. Formale Diagnose: Aorteninsuffizienz.

2. Ätiologie: Staphylokokkensepsis oder Endocarditis lenta oder Aortitis luica.

In diesem Falle ist eine solche Unterteilung relativ leicht. Beim Schlaganfall gibt es aber sehr viel mehr Möglichkeiten. Ich möchte Ihnen an dem konkreten Beispiel des Schlaganfalls den Aufbau einer klinischen Diagnose zeigen, nachdem NEUHAUS hier vor einem Jahr in seiner Antrittsvorlesung allgemeine Gesichtspunkte der modernen Diagnostik besprochen hat.

Über das Syndrom des Schlaganfalles, der Apoplexie, brauche ich hier nur weniges zu sagen. Der Terminus „Apoplexie" leitet sich her von dem griechischen Wort $\dot{\alpha}\pi o\pi\lambda\acute{\eta}\sigma\sigma\omega$ = ich schlage nieder bzw. $\dot{\alpha}\pi o\pi\lambda\acute{\eta}\sigma\sigma o\mu\alpha\iota$ = ich werde ohnmächtig.

Im heutigen Sprachgebrauch verstehen wir unter Schlaganfall oder apoplektischem Insult keineswegs nur das schwere cerebrale Allgemeinsyndrom, die plötzliche Ohnmacht, sondern jede spontan auftretende, plötzliche cerebrale Herdschädigung mit oder ohne Bewußtlosigkeit. Das Gehirn hat, wie alle anderen Körperorgane, eine begrenzte Zahl von Antworten auf alle möglichen Schädigungen zur Verfügung. Für das Zustandekommen dieser oder jener Antwort, also des Symptoms, ist die Ätiologie viel weniger wichtig als die Akuität, die räumliche Größe und die Lokalisation des Schadens. Ganz allgemein führen sehr rasch eintretende Läsionen primär eher zum Ausfall, zur Lähmung; langsamer sich entwickelnde Störungen verursachen, wenigstens vorübergehend, häufiger Reizerscheinungen.

So sehen wir als Folgen der akuten Hirnblutung bzw. der akuten, lokalisierten Hirnanämie eine recht monotone Symptomatik, die vor allem lokalisatorisch bedingte unterschiedliche Ausfallserscheinungen zeigt. Bei allen vasculären Prozessen überwiegen bei weitem die reinen Lähmungs- (d. h. Ausfalls-) Syndrome. Reizerscheinungen, also umschriebene motorische Krampfentladungen oder auch lokalisierte zentral bedingte Parästhesien (Jacksonanfälle) leiten nur in recht seltenen Fällen das Krankheitsbild ein, noch viel seltener zeigen solche Anfälle das Fortschreiten eines malacischen Herdes an.

Neben den allgemein bekannten halbseitigen Lähmungsbildern erscheint die Erwähnung lokalisatorisch atypischer Lähmungsbilder wichtig. Gefäßsysndrome im Bereich der Art. cerebri posterior führen zu charakteristischen Gesichtsfeldstörungen, meist homonymen Hemianopsien oder Quadrantenanopsien, viel seltener bei doppelseitigen Gefäßverlegungen (Endgabel der Art. basilaris) zu totaler doppelseitiger Erblindung. Es ist merkwürdig, aber durch nichts begründet, daß beim Nachweis einer homonymen Hemianopsie der Verdacht auf einen Tumor oft viel dringender geäußert wird als bei motorischen oder sensiblen Hemiparesen. Wichtiger noch als die Erfassung des Syndroms an sich ist für die Differentialdiagnose die anamnestische Klärung, ob die Störung akut (apoplektiform) oder schleichend (Tumorverdacht!) aufgetreten ist. Zentrale Hörstörungen sind — wenigstens bis heute — für die Diagnose des Schlaganfalls weniger aufschlußreich und auch schwerer zu erfassen. Riechstörungen interessieren mehr bei den langsam wachsenden Tumoren im basalen Stirnhirnbereich. Eine eingehendere Beschreibung von Kleinhirnsymptomen soll hier unterbleiben, denn Kleinhirninsulte sind relativ selten.

Schließlich kann die allgemeine Volumenzunahme des Schädelinhaltes, die bei großen Blutungen und durch begleitendes Hirnödem bei großen Malacien entstehen kann, aber vor allem auch bei epi- oder subduralen Blutungen, zu lebensbedrohenden Hirndruckerscheinungen führen.

Ausmaß und Dramatik des apoplektischen Insultes können sehr unterschiedlich sein. Von leichten, stunden- oder tagelang anhaltenden Schwächeerscheinungen oder Mißempfindungen bis zu einem plötzlich einsetzenden, lebnsbedrohenden Coma, unter dem sich das cerebrale Lokalsyndrom kaum mehr erkennen läßt, gibt es alle Übergänge.

Im typischen Fall sieht man die rasche Entwicklung einer Halbseitenlähmung und, wenn sie die rechte Körperseite betrifft, Sprachstörungen: das klassische Syndrom der Capsula interna. Nicht viel seltener sind die Gefäßsyndrome der Art. cerebri media, die im Beginn von dem eben benannten Bild kaum zu unterscheiden sind, die aber in der Folge eine Betonung der Lähmung im Facialisbereich und im Arm hinterlassen. Die anderen großen Gefäßsyndrome sind etwas seltener, denn die Embolien z. B. betreffen fast ausschließlich die Art. cerebri media oder ihre Äste.

Dies ist strömungsmechanisch verständlich, denn dieses Gefäß bildet die gerade Verlängerung der Carotis interna.

Die Diagnose solcher Gefäßsyndrome ist nicht schwer, wenn man die Versorgungsbezirke der verschiedenen großen Hirnarterien kennt. Die Art. cerebri anterior versorgt das Stirnhirn und die an den Sinus sagittalis angelehnte Kante der Großhirnhemisphäre. Ihr Ausfall bewirkt daher meist ausgeprägte psychische Veränderungen und isolierte Beinlähmungen. Den Mediaverschluß haben wir bereits erwähnt. Das Basilarissyndrom verursacht die akute Bulbärparalyse mit Zungen- und Schlucklähmungen sowie Kleinhirnzeichen, wenn die Thrombose mehr den Anfangsteil verschließt. Liegt die Unterbrechung dagegen im Bereich der Endgabelung der Art. basilaris, so tritt eine doppelseitige Erblindung oder Hemianopsie auf.

Abgesehen vom Cerebri-media-Syndrom, das gern auch durch Embolien ausgelöst werden kann, entstehen die cerebralen Gefäßsyndrome fast immer durch autochthone Gefäßverschlüsse oder Stenosen — durch Thrombosen auf sklerotischer Basis zumeist, durch spezifische oder unspezifische Arteriitiden seltener. Am häufigsten dürften die anämischen Insulte entstehen durch plötzlichen Blutdruckabfall bei Stenosen der großen Zubringerarterien. Die topische Diagnostik läßt also bereits gewisse Schlüsse auf die Ätiologie zu. Die Tumoren machen auch oft sehr umschriebene Herdsymptone. Diese sind von den typischen Gefäßsyndromen aber häufig recht gut zu unterscheiden.

Ich muß nun noch etwas systematischer auf die verschiedenen Ursachenmöglichkeiten des apoplektischen Insultes eingehen.

Bei weiten am häufigsten sind die Erweichungen bei sklerotischen Gefäßwandveränderungen. Sie sind mindestens 4- bis 5mal häufiger als die Blutungen. Da aber die Prognose dieser Insulte günstiger ist als die der Blutungen, verschiebt sich dieses Verhältnis im Sektionsmaterial stärker zugunsten der Blutungen. Sieht man von den relativ seltenen Hirnembolien ab, so werden von den Malacien ganz überwiegend ältere Menschen betroffen.

Auf Einzelheiten der Pathogenese der anämischen Insulte kann ich hier nicht näher eingehen, dies würde zu weit führen. Diese Fragen sind in den letzten Jahren sehr eingehend erörtert worden. Man nimmt für das Zustandekommen der kleineren, flüchtigen Insulte heute rein hämodynamische Faktoren an, einen Blutdruckabfall oder eine Herzminderleistung im Zusammenhang mit örtlichen stenosierenden — meist sklerotischen — Gefäßwandveränderungen. Deshalb entstehen diese Insulte auch häufiger nachts im Stadium eines relativen Blutdruckabfalles und relativer Hypoxie oder morgens nach dem Aufstehen durch orthostatische Regulationsstörungen. Für die Therapie bedeutet dies: Man muß so rasch wie möglich die Blutversorgung des Gehirns bessern durch periphere Kreislaufmittel und eventuell auch durch Herzmittel, am besten Strophanthin. Ein Aderlaß ist in dieser Situation streng kontraindiziert. Aktive, funktionelle, „spastische" Gefäßkontraktionen spielen neben den hier angedeuteten Mechanismen entgegen früheren Meinungen praktisch kaum eine Rolle, allenfalls bei gewissen Formen der sogenannten migraine accompagnée.

Hirnembolien — kaum mehr als 1% aller Erweichungen — entstehen unmotiviert mit plötzlicher Brutalität, sie betreffen fast immer die Art. cerebri media. Sie setzen eine Herzkrankheit voraus, eine Endokarditis an der Mitral- oder Aortenklappe, eine Mitralstenose meist mit absoluter Arrhythmie oder einen Myokardinfarkt. Das offene Foramen ovale zwischen den Vorhöfen kann einmal — recht selten allerdings und wohl nur nach vorangegangenen Lungenembolien mit Rückstauungen und Druckanstieg im rechten Vorhof — die Pforte für eine Hirnembolie aus dem Venengebiet des großen Kreislaufes sein. Gelegentlich kann sich ein Embolus von der Narbe des Ductus Botalli lösen; dies freilich kann nur der Pathologe diagnostizieren.

Luetische Gefäßverschlüsse sind heute ziemlich selten geworden. Eine weit wichtigere Rolle spielen die „unspezifisch"-entzündlichen Arterienerkrankungen, z. B. beim visceralen Erythematodes, bei der Periarteriitis nodosa, beim Winiwarter-Buerger und Aortenbogensyndrom (Takayasu). Arteriitische Erkrankungen sind zu vermuten bei besonders starker Beschleunigung der Blutkörperchensenkungs-Geschwindigkeit und bei nephritischen Erscheinungen. Der isolierte cerebrale Winiwarter-Buerger wird meines Erachtens klinisch neurologisch bei derartigen Ereignissen zu oft, das Aortenbogensyndrom dagegen zu selten angenommen. Ich habe es auch wiederholt erlebt, daß in solchen Fällen eine Mitralstenose übersehen wurde.

Die große Hirnblutung tritt stets sehr akut ein, oft mitten am Tage während der Arbeit. Fast immer ist dieses Krankheitsbild unmittelbar lebensbedrohend. Ist die Blutung — wie recht oft — in den Liquorraum eingebrochen, so ist die Diagnose durch eine vorsichtige Lumbalpunktion leicht zu klären. Fast ausnahmslos ist der Blutdruck extrem erhöht. Ist dies nicht der Fall, die Blutung aber durch Lumbalpunktion sichergestellt, so muß man an die Möglichkeit einer Angiom- oder Aneurysmablutung denken, die besonders bei jüngeren Patienten die Indikation zu einem neurochirurgischen Eingriff stellt, zwar nicht unmittelbar, aber doch bald nach Überwindung des primären Schocks. Auch eine cerebrale Blutung kann ein Alarmsymptom einer generalisierten entzündlichen Gefäßerkrankung oder einer Leukämie sein.

Die weiteren Ursachen, die zum Bilde des Schlaganfalles führen können, treten demgegenüber an Zahl weit zurück. Aber gerade diese Möglichkeiten erfordern besondere Aufmerksamkeit, denn bei ihnen sind oft unmittelbar zwingende, gezielte therapeutische Maßnahmen angezeigt, die allein die akute Lebensgefahr abwenden können und die oft sogar eine defektfreie Heilung ermöglichen.

Hierher gehört vor allem das epidurale Hämatom, das bei Frakturen des Schläfenbeines durch Verletzung der Art. meningea media — viel seltener durch Sinuszerreißungen — entsteht und innerhalb von Stunden zu einem tödlichen Hirndruck führen kann. Ähnlich, doch etwas protrahierter, kann ein Subduralhämatom verlaufen. Bei begründetem Verdacht, d. h. wenn sich irgendein Trauma wahrscheinlich machen läßt und wenn die Vorgeschichte nicht genau zu erfahren ist, darf man hier mit der Durchführung der Carotisarteriographie nicht zögern.

Auch Hirntumoren können einmal unter dem Bilde des akuten Schlaganfalles in Erscheinung treten. Stender hat eine Reihe derartiger Verläufe sogar bei Meningeomen vor Jahren schon zusammengestellt. Operative Maßnahmen sind aber auch hier innerhalb der ersten Tage keineswegs vordringlich. Kontrastmitteluntersuchungen sollen deshalb erst unternommen werden, wenn nach Überwinden des primären Schocks Zeichen der Progredienz auftreten, also Krampfanfälle oder eine Verschlechterung der Bewußtseinslage oder der Lähmungen.

Ein frischer Hirnabszeß dagegen muß rasch erfaßt werden, denn er erfordert sofortige energische antiobiotische Therapie und frühzeitige operative Maßnahmen. Er entwickelt sich langsamer als der vasculäre Insult, sehr häufig macht er focale oder auch generalisierte Krampfanfälle. Fast immer lassen sich charakteristische Liquorveränderungen nachweisen: eine mäßige Zellvermehrung und eine tiefe Linkszacke der Kolloidkurve. Man sucht dann nach Eiterungen im Bereich des Mittelohres oder der Nebenhöhlen und nach eitrigen Lungenprozessen. Schon bald sind nach arteriographischer Lokalisation operative Maßnahmen zu erwägen.

Schließlich muß ich bei der Aufzählung der möglichen Ursachen der Schlaganfalles noch jene seltenen Krankheiten erwähnen, die zu erhöhtes Thrombosebereitschaft des Blutes führen: z. B. also die Polyctaemia vera und die symptomatischen Polycytämien etwa bei angeborenen Herzvitien.

Die Vielzahl dieser Möglichkeiten als gleichwertige Glieder nebeneinandergestellt kann die rasche, exakte, dabei aber möglichst schonende Diagnosestellung schier aussichtslos erscheinen lassen. Voraussetzung dafür ist natürlich, daß der Untersucher alle auch entfernten Möglichkeiten kennt. Sogleich muß er aber bedenken, daß diese Möglichkeiten eben nicht eine Reihe gleichwertiger, d. h. gleichhäufiger Faktoren bilden. Ihre Häufigkeit ist, wie im einzelnen bereits vermerkt, sehr unterschiedlich.

Soviel über die Ursachenmöglichkeiten. Ich komme nun zu den Untersuchungsmethoden und zu dem diagnostischen Wert der einzelnen Befunde.

Die schonendste Untersuchung ist die der Anamnese. Sie gibt dem Erfahrenen die sichersten Hinweise. In der großen Mehrzahl bedarf es nach der Exploration des Kranken oder seiner Angehörigen nur weniger Hilfsmittel, um die Diagnose zu klären. So erfährt man z. B. auch für die klinisch schwierige Differentialdiagnose: Blutung oder Malacie das Wichtigste aus der Vorgeschichte: Nachts oder morgens nach dem Aufstehen, z. B. beim Rasieren, entstehen die ischämischen Insulte. Bei Anstrengungen, Aufregungen usw. die Blutungen.

Wieviel schwieriger die Diagnose ist, wenn ein Bewußtloser mit Hemiplegie ohne irgendwelche Auskunftsmöglichkeiten in eine Klinik eingeliefert wird, weiß jeder internistische oder neurologische Stationsarzt. Es fehlt dann der wichtigste Baustein zur Diagnose. Alle Möglichkeiten sind dann offen: Ein Trauma etwa oder ein Tumor mit eventuell hinweisenden Anfällen, ein Coma diabeticum oder uraemicum usw. Hier zeigt sich dann der Wert der weiteren Untersuchungsmethoden und Befunde. Die beiden wichtigsten, weil folgenreichsten Entscheidungen sind: Liegt ein Trauma vor mit epi- oder subduraler Blutung oder etwa ein diabetisches Coma. Man sucht nach Verletzungsspuren, veranlaßt unter Umständen auch eine Röntgenaufnahme des Schädels, kontrolliert den Urin- und Blutzucker, vor allem aber den Urin auf Aceton. Der Nachweis von Barbituraten im Urin entscheidet für die Schlafmittelvergiftung, der erhöhte Rest-N im Blut für die Urämie.

Im Zweifelsfall muß man in solchen anamnestisch unklaren Fällen frühzeitig die Carotisarteriographie durchführen, die im Falle der epi- oder subduralen Blutung meist eindeutige Bilder ergibt. Die hieraus folgende dringende Operationsindikation kann durch keine andere Untersuchungsmethode mit gleicher Sicherheit gestellt oder ausgeschlossen werden.

In tiefem Coma kann allein die einseitige Pupillenerweiterung und der Ausfall des gegenseitigen Bauchhautreflexes für eine Halbseitenlähmung sprechen. Pyramidenzeichen sind in frischen Stadien oft noch nicht nachweisbar.

Krampfanfälle bei apoplektischen Insulten sprechen in unklaren Fällen für einen Tumor, einen Abszeß oder für ein Angiom. Sie kommen selten vor bei Malacien oder Massenblutungen. Häufig sind sie dagegen bei der Urämie und bei hypoglykämischen Zuständen.

Auch der Nachweis einer Stauungspapille kann vieldeutig sein. Im allgemeinen wird sie zwar immer als wichtiger Hinweis für einen Tumor, einen Abszeß oder eine epi- oder subdurale Blutung gewertet werden müssen. Eine sogenannte vasculär bedingte Stauungspapille findet man häufig bei extremen Hypertonien und bei chronischer Nephritis. Aber auch im Ödemstadium großer Erweichungen und Blutungen sind vorübergehende Stauungszeichen am Augenhintergrund beobachtet worden.

Das EEG, die Hirnstromuntersuchung, liefert während einer vier- oder mehrwöchigen Verlaufsbeobachtung recht sichere Unterscheidungsmöglichkeiten, ob eine Blutung oder Malacie einerseits oder aber ein Tumor vorliegt. Im ersten Stadium können die Kurvenbilder dagegen sehr ähnlich sein. Schwerste Frequenzerniedrigungen wie beim Absceß oder beim Glioblastom werden bei vasculär bedingten Insulten allerdings kaum, höchstens in vitalen Endstadien, erreicht.

Das EEG sollte als wertvolle Stütze und Ergänzung der *vorangegangenen* klinisch-neurologischen Untersuchung folgen.

Ich darf an dieser Stelle kurz einige allgemeinere Bemerkungen einschalten über die Stellung des technischen diagnostischen Apparates und der Laboruntersuchungen innerhalb der klinischen Untersuchung. Wir alle wissen, daß die moderne Diagnostik die neuen physikalischen und chemischen Methoden überhaupt nicht mehr entbehren kann. Unsere Patienten nehmen schon heute die klinischen Untersuchungen mit Stethoskop und Reflexhammer gar nicht mehr ernst, sie verlangen, geröntgt zu werden. Doch sogar in die Klinik selbst, in unsere klinische Ausbildung dringt dieses Denken mehr und mehr ein. Der Famulus oder der Medizinalpraktikant sieht seine älteren Kollegen vor Kurven und Röntgenbildern diskutieren. Er sieht hier die neuen wissenschaftlichen Probleme. Routinemäßig erhobene Laborbefunde lenken seine Aufmerksamkeit ab von der Haltung des Kranken im Bett, von der Anisocorie, von der Gangstörung usw. Er kommt sozusagen „wissend", jedenfalls mit einem Vorurteil an den Kranken heran, anstatt sich von ihm bzw. von seinen direkt erkennbaren Krankheitszeichen an die Diagnose heranführen zu lassen.

So stellt schließlich nicht mehr der Arzt seine gezielten Fragen an das Labor, er bittet den Röntgenologen nicht um den Nachweis des klinisch vermuteten Ulcus duodeni, sondern er sichtet die in großem Umfang gänzlich ungezielt durchgeführten Untersuchungen der Blutchemie, und er ist befriedigt, wenn nach verlangter Magen-Darm-Passage einmal ein Ulcus gefunden wird.

Auf diese Weise droht das Labor, die technische Untersuchung in der Medizin überhaupt, zu einem vielschichtigen Filter zu werden, das schließlich nur noch die in diesen Prüfungen sozusagen Durchgefallenen zum Arzt vordringen läßt. Man könnte neben eine pflichtmäßige Röntgenreihenuntersuchung der Lungen ein obligatorisches jährliches EKG, eine Blutzuckerbelastungsprobe und ein turnusmäßiges EEG setzen. Wahrscheinlich würde dann mancher Diabetes, gewiß auch einmal ein Hirntumor auf diese Weise früher entdeckt. Dennoch melden sich Zweifel an der Richtigkeit und Zweckmäßigkeit eines solchen Vorgehens an. Ganz abgesehen von den Kosten, die ein derart perfektionierter Gesundheitsdienst aufwenden müßte, würde z. B. die Zahl der Hypochonder weiter wachsen, die nun ihre Krankheitsvorstellungen mit mehr oder weniger zweifelhaften Befunden belegt sähen. Ihr Krankheitsgefühl würde oft zu ihrem eigenen Schaden gefestigt. Vor allem wäre ein solches Vorgehen schließlich das Ende der unmittelbaren ärztlichen Krankenuntersuchung, deren Wert heute oft unter dem Eindruck imponierender Fortschritte gar zu leicht unterschätzt wird.

Der Kliniker muß alle modernen Labormethoden kennen, er muß wissen, welche Fragen er an sie stellen, welche Antworten er erwarten darf. Selbst durchführen kann er sie heute nicht mehr. Er sollte stets bedenken, daß er vom Röntgenologen oder von irgendeinem Labor eine um so zuverlässigere Auskunft erwarten darf, je sorgfältiger er *nach* klinischer Untersuchung seine gezielten Fragen formuliert.

Nach dieser Abschweifung komme ich zurück auf den Wert der verschiedenen klinischen Untersuchungsbefunde beim Schlaganfall.

Der Liquor entscheidet, wenn er stark blutig ist, stets für eine durchgebrochene Hirnmassenblutung oder für eine primäre Subarachnoidalblutung. Geringfügige Blutbeimengungen findet man auch sonst bei Hirnblutungen in einem recht hohen Prozentsatz. Zell- und Eiweißvermehrungen mit tiefen „Linkskurven" können die Annahme eines Hirnabscesses stützen. Geringe Zell- und Eiweißvermehrungen gibt es auch gelegentlich bei rindennahen Erweichungen. Für die Diagnose einer Neurolues ist der Liquorbefund nicht zu entbehren.

Ein Wort noch zu den röntgenologischen Kontrastmitteluntersuchungen: Luftencephalographie und Arteriographie. Auf den Wert der Arteriographie bei der Frage, ob eine epi- oder subdurale Blutung oder ein Angiom vorliegt, habe ich schon hingewiesen. Es wird aber nicht selten übersehen, daß auch große Erweichungen im Ödemstadium und intracerebrale Blutungen zu erheblichen Massenverschiebungen führen können, die röntgenologisch nicht immer leicht von Tumorbildern zu unterscheiden sind.

Es würde zu weit führen, wenn ich hier alle möglichen Gefahren, die sich aus den verschiedenen Untersuchungsmethoden ergeben können, ausführlich besprechen würde. Grundsätzlich braucht der Kranke mit einem frischen cerebralen Insult Ruhe. Jede Unterbrechung dieser Ruhe bedarf strenger Indikation. Selbst wenn die Untersuchungsmethode an sich mit keinem Eingriff verbunden ist, so kann doch in diesem Zustand allein der Transport auf der Trage und längeres Warten vor einem Labor eine nicht unerhebliche und sehr unerwünschte zusätzliche Belastung bedeuten.

Wir neigen leider oft dazu, den Laborbefunden grundsätzlich einen größeren Aussagewert zuzumessen als den Befunden, die wir mit einfachen Mitteln am Krankenbett erheben, und zwar auch dann, wenn diese angeblich „objektiveren" Befunde von dem Labor selbst als unbestimmt oder zweifelhaft angesprochen werden. SCHEID hat in diesem Zusammenhang kürzlich geschrieben:

„Wir sollten den Mut besitzen, in derartigen Fällen, z. B. den luftencephalographischen Befund ganz bewußt und konzessionslos unberücksichtigt zu lassen genauso, wie wir mit jedem anderen unsicheren Symptom auch verfahren. Ein fragliches Babinski-Phänomen vernachlässigen wir beim Aufbau der Diagnose. Nichts sollte uns daran hindern, auch mit einem Encephalogramm genauso zu verfahren, obwohl es auf umständlichere Weise gewonnen wurde."

Die Reihenfolge der Untersuchungen wird also von zwei Forderungen bestimmt:

1. Es müssen sofort die Möglichkeiten erfaßt werden, deren Behandlung ohne Gefahr nicht aufgeschoben werden kann.

2. Die eingreifenderen diagnostischen Methoden und alle mit Transport verbundenen Untersuchungen gehören nicht an den Anfang, sondern an den Schluß der Überlegungen.

Wenn wir also ein diabetisches Coma, eine epi- oder subdurale Blutung und einen Absceß mit hinreichender Sicherheit ausgeschlossen haben (hierzu ist keineswegs immer die Arteriographie erforderlich, sondern eine nüchtern-kritische Würdigung aller bekannten Daten!), so ist zunächst keine weitere Aktivität angezeigt. Alles weitere ergibt sich aus der Verlaufsbeobachtung. Diese Verlaufsbeobachtung gehört grundsätzlich und ganz besonders in der Neurologie zu den wichtigsten Untersuchungsmethoden überhaupt. Sie erfordert Geduld, Aufmerksamkeit, Sorgfalt und Verantwortungsbereitschaft — oft weit mehr Verantwortungsbereitschaft als das hektische Bemühen, innerhalb kürzester Zeit alle nur möglichen Untersuchungen „vollständig" abgewickelt zu haben.

Wenn sich z. B. der Bewußtseinszustand nach einer Apoplexie nicht aufhellt oder wieder trübt, muß man — vor allem bei jüngeren Menschen — die Frage der operativen Absaugung der Blutungshöhle erwägen. Entsteht im Laufe der weiteren Beobachtung eine Stauungspapille, treten Erbrechen oder Krampfanfälle auf, so ist es *nun* an der Zeit, die Diagnose eines vasculären Insultes zu überprüfen. Je jünger der Kranke, d. h. je unwahrscheinlicher die sklerotisch bedingte Erweichung ist, desto intensiver wird man nach anderweitigen Ursachen suchen müssen. Andererseits soll man die Diagnose im allgemeinen nur so weit treiben, wie es im gegebenen Fall zweckmäßig erscheint, d. h. wie weit sich noch therapeutische Konsequenzen ziehen lassen. Es ist wenig sinnvoll, bei über Achtzigjährigen arteriographisch oder luftencephalographisch nach einem Tumor zu suchen, den man doch nicht operieren kann.

Ich wollte Ihnen in meinem Vortrag an einem einfachen konkreten Beispiel berichten über den sinnvollen Einsatz moderner Diagnostik. Wir sehen in der heutigen Medizin unter dem Einfluß von Presse, Rundfunk, Fernsehen usw. eine gewisse Überbewertung spektakulöser apparativer Maßnahmen. Ihre magische Anziehungskraft läßt die notwendige Vorarbeit verblassen, die Voraussetzung und Grundlage für ihre nützliche Anwendung bleiben muß. Diese Grundlagen liegen für die Diagnostik in der Kunst der Anamneseerhebung und der Beachtung und Bewertung der diskreten Zeichen, die die Natur uns gibt.

Ich zitiere zum Schluß einige Sätze aus einem Vortrag, den Jaspers auf der 100. Jahrestagung der Gesellschaft Deutscher Naturforscher und Ärzte 1958 in Wiesbaden gehalten hat:

„Der moderne Arzt der letzten Jahrhunderte hat unter den Ärzten früherer Zeiten in den entscheidenden Punkten kein Vorbild. Erst jetzt wurden Ärzte, was sie sein können, und sie wurden es in großem Stil.

Die naturwissenschaftliche Medizin hat eine Tendenz, sich dem Exakten zu unterwerfen statt es zu nutzen, den Arzt durch den Forscher überwältigen zu lassen.

Jene Tendenz zur bloßen Technik wird gesteigert mit der Einschränkung der naturwissenschaftlichen Forschung auf das Exakte unter Verkümmerung des Sinnes für das Biologische, des morphologischen Sehens, des Erspürens des Lebendigen. Die naturwissenschaftliche Erfahrung ist keineswegs erschöpft mit Physik und Chemie und der mit Hilfe ihrer Methoden und Kategorien erreichten Erkenntnis. Die biologische Erkenntnis reicht viel weiter. Dieser Biologie entspricht in der Medizin die ärztliche Erfahrung, die Beobachtung von Erscheinungsgestalten, die Anschauung von Krankengeschichten und Lebensläufen. Es scheint bei den erregenden Erkenntnissen der Gegenwart die Tendenz zu bestehen, hier das schon Gewonnene zu vergessen."

Literatur

Bernsmeier, A.: in Bodechtel: Differentialdiagnose neurologischer Krankheitsbilder. Stuttgart: G. Thieme 1958.
Bodechtel, G.: Z. Neur. **158**, 48 (1937).
Erbslöh, F.: in Henke-Lubarsch, Hb. path. Anat. Bd. 13/II, Berlin · Göttingen · Heidelberg: Springer 1958.
Jaspers, K.: Klin. Wschr. **36**, 1037 (1958).
Neuhaus, G.: s. S. 1 ff. in diesem Buch.
Scheid, W.: Nervenarzt **30**, 97 (1959).
Stender, A.: Z. Neur. **163**, 123 (1938), Zbl. Neurochirurgie **18**, 243 (1958).

Aus der II. Medizinischen Klinik und Poliklinik der Freien Universität Berlin
(Direktor: Prof. Dr. G. SCHETTLER)

Die Bedeutung der unspezifischen Entzündungs-reaktion für die Erkennung internistischer Krankheitsbilder*

Von

Felix Anschütz

Viele internistische Krankheitsbilder können nur durch das Auftreten von Symptomengruppen erkannt werden, welche, mehr oder weniger offenbar, für das gesuchte Krankheitsbild charakteristisch sind. Dabei können Einzelsymptome fehlen oder das Krankheitsbild so beherrschen, daß die Erkennung der eigentlichen Krankheitsursache erschwert wird, wenn der Arzt ein Symptom über- bzw. unterbewertet und nicht das Krankheitsbild in seiner Gesamtheit zu erkennen versucht.

Am 3. 11. 1959 wurde der 36jährige *Willi St.* wegen zunehmender Dyspnoe bei einem seit 11 Jahren bekannten Herzfehler in der Kieler Med. Universitäts-Klinik aufgenommen. Die rheumatische Ätiologie der Erkrankung schien gesichert, da er angab, mit 6 und 8 bzw. 9 Jahren Veitstanz, mit 19 Jahren eine eitrige Angina und mit 20 Jahren eine fieberhafte Polyarthritis durchgemacht zu haben. Trotz des bekannten Herzfehlers hatte er bis Juli 1959 als Dreher auf den Kieler Howaldtwerken schwere körperliche Arbeit verrichten können. Es war also erst 20 Jahre nach der eigentlichen schweren Polyarthritis relativ plötzlich zu einer Abnahme seiner Leistungsfähigkeit und Zunahme der Atemnot bei Belastung gekommen.

Bei der klinischen Untersuchung fanden wir einen kräftigen, normalgewichtigen Mann von 183 cm Größe und 85 kg Gewicht mit den Zeichen der Lungenstauung bei Mitralstenose. Ein Anhalt für eine floride Endocarditis konnte nicht gewonnen werden, da die dafür klinisch typische Symptomatik fehlte, die Senkung, die angestellten Serumlabilitätsproben, die Elektrophorese, der Antistreptolysintiter und das C-reaktive Protein

---

* Antrittsvorlesung vom 14. 12. 1961.

ergaben normale Werte. Der daraufhin angestellte Herzkatheterismus zeigte eine Erhöhung des Pulmonalisdruckes und so wurde die Indikation zur Commissurotomie gestellt.

Diese wurde am 25. 1. 1960 von Prof. WANKE in typischer Weise durchgeführt. Nach zunächst komplikationslosem Verlauf trat am 1. 2. 1960, also 6 Tage später, ein Pleuryempyem auf. Der Patient verstarb am 3. 2. 1960 unter einem septischen Zustandsbild an einer Hirnembolie.

Die Autopsie zeigte eine recurrierende, exulcerierte, vernarbende, teilweise verkalkte Endocarditis der Mitralklappe bei gesprengter Knopfloch-stenose. Dazu fand sich eine rheumatische Myocarditis. Auch die retrospektive Gegenüberstellung der klinischen und pathologisch-anatomischen Befunde ließ nicht zu, die Endocarditis schon klinisch zu erkennen.

Die Fehldiagnose, die dem 36jährigen Patienten das Leben gekostet hatte, wurde gestellt, weil der behandelnde Arzt sich auf die Zuverlässigkeit klinischer, insbesondere serologischer Untersuchungen, wie Blutsenkungsgeschwindigkeit u. a., zur Erkennung entzündlicher Vorgänge am Herzen verlassen hatte.

Zur Feststellung entzündlicher Veränderungen im Organismus benutzt der Arzt zwei leicht durchführbare Untersuchungsmethoden, nämlich die Blutkörperchensenkungsgeschwindigkeit und die Leukozytenzahl. Mit Hilfe dieser Methoden soll die oft so schwierige Entscheidung ermöglicht werden, ob das Beschwerdebild eines Patienten auf einer organisch faßbaren und behandlungsbedürftigen Veränderung beruht oder ob eine der sehr häufigen Störungen vorliegt, deren Ursache nur in einer neurasthenischen oder vegetetiv verursachten Störung zu suchen ist. So wurde im Monat November 1961 in unserer Poliklinik (II. Med. Klinik und Poliklinik der Freien Universität Berlin) bei 483 neuuntersuchten Patienten 524 mal die Senkung abgenommen und 514 mal die Leukozyten gezählt. Diese Zahlen sollen nur als Beispiel für den Untersuchungsgang gelten, der in jeder ärztlichen Praxis, in jeder Klinik, auf jeder Station, bei jedem Patienten meist mehrfach vorgenommen wird.

Aus den bisherigen Ausführungen geht hervor, daß die beiden genannten Untersuchungsmethoden, deren klinisch-diagnostischer Wert aus der über Jahrzehnte unverändert hinweggehender vielfachen Anwendung eindeutig hervorgeht, in ihrer Aussage begrenzt sind. Im folgenden soll der Zusammenhang dargelegt werden, welcher nach den heutigen Vorstellungen zwischen einem entzündlichen Herd und der klinisch nachweisbaren allgemeinen Reaktion des Organismus besteht. Durch Darlegung der Umstände, die die Reaktion des Organismus auf einen Entzündungsherd beeinflussen, sollen die Grenzen der genannten Untersuchungsmethoden aufgezeigt und damit ihr diagnostischer Wert gesteigert werden.

Eine Leukozytose und eine Beschleunigung der Blutkörperchensenkungsgeschwindigkeit sind Teile einer umfassenden Reaktion des Organismus auf eine Entzündung: Auf die *allgemeine Entzündungsreaktion*. Dabei kommt es zusammen mit einer allgemeinen Stoffwechselsteigerung vor allen Dingen zum Fieberanstieg, zu einer vegetativen Gesamtumschaltung, die zunächst mehr sympaticoton, später parasympaticoton verläuft, hormonale Systeme, insbesondere das Nebennierenhypophysen-System, im Sinne des allgemeinen Adaptationssyndroms von SELYE werden aktiviert, die celluläre Blutzusammensetzung ändert sich, und es kommt zur Leukocytose. Ebenso ändert sich die Zusammensetzung der Plasmakolloide faßbar in der Blutsenkungsbeschleunigung und in Verschiebung der einzelnen Eiweißfraktionen, erkennbar im Elektrophoresediagramm. Letztere wird auch als humorale Entzündungsreaktion zusammengefaßt. Nach der landläufigen Meinung soll sogar eine Einheit zwischen der örtlichen und allgemeinen Entzündungsreaktion, insbesondere der humoralen Entzündungsreaktion bestehen, indem nämlich die akute exsudative örtliche Entzündung zur höheren Blutkörperchensenkungsbeschleunigung, zur Zunahme der Alpha- und Beta-Globuline und des Fibrinogens führt, während die chronisch produktive Entzündung mit einer geringen Blutkörperchensenkung einer vorwiegenden Zunahme der Gamma-Globuline einhergehen soll.

Ein Verständnis für den Zusammenhang zwischen örtlicher und allgemeiner Entzündungsreaktion ist nur dann möglich, wenn man die Vorgänge kennt, die biochemisch im Verlaufe eines entzündlichen Vorgangs im Gewebe ablaufen und durch ihre humorale Wirkung den Organismus beeinflussen.

Die *Dynamik der Reizbeantwortung* wird von EHRICH in vier Phasen eingeteilt, in die *Störungsphase*, die Überwindungsphase, die Anpassungsphase und die Heilungsphase.

Die Störungsphase ist gekennzeichnet zunächst in Form einer primären oder unmittelbaren Alteration des Gewebes durch die konstitutionellen Bestandteile des Erregers selber und dessen chemisch oder physikalisch wirksame Stoffwechselprodukte. Zur ersteren gehören beispielsweise die Lipoide aus Tuberkel- oder Leprabacillen und Mucopolysaccharide vieler Bakterien, welche beim Zerfall von Erregern direkt im Gewebe nachgewiesen werden können. Das bekannteste Stoffwechselprodukt von Streptokokken ist die Streptokinase. Andere Erreger, wie die Gasbakterien, bilden Kollagenasen oder Hyaluronidasen.

Im weiteren Verlauf der Entzündung kommt es im Rahmen der sekundären oder mittelbaren Alteration, die durch einen Stoffwechselbrand charakterisiert ist, zur Glykolyse, zunächst aerob, später anaerob mit Bildung von Milchsäure, außerdem zur Proteolyse mit der Bildung von Polypeptiden und den sogenannten Menkinfaktoren. Diesen Stoffen werden bestimmte Funktionen zugeschrieben, so dem Leukotaxin, daß es die Durchlässigkeit der Capillaren, dem Nekrosin, daß es eine Nekrose verursachen soll und dem Pyrexin, daß es für das entzündliche Fieber verantwortlich sei. Dazu kommen eine Reihe von leukocytenfördernden bzw. leukopenieerzeugenden Faktoren. Es scheint nicht ganz geklärt zu sein, ob diese Körper eine direkte Wirkung ausüben oder ob sie über das Histamin wirksam werden. Gerade letztgenannter Stoff oder ähnliche sogenannte H-Substanzen verdienen besondere Beachtung, da sie unter die Haut gespritzt, eine Entzündung hervorrufen können.

Als eine der wichtigsten Folgen der Proteolyse muß die Bildung von fibrinolytischen Substanzen angesehen werden, über deren Bildung aus Serokinase, Profibrinolysin und Fibrinolysin bis zur Proteolyse, dem Freiwerden von Histamin und Polypeptiden und dadurch bedingte lokale und humorale Entzündungsreaktionen man sich relativ genaue Vorstellungen machen kann.

Weitere wirksame Stoffe entstammen dem Nucleinsäure- oder dem Fettsäurestoffwechsel. Hier muß auch das Acetylcholin genannt werden, mit seiner spezifischen, die Durchlässigkeit der Capillaren erhöhenden Wirkung. Durch die genannten Stoffwechselprodukte kommt es zu einer ausgesprochenen Säuerung im Bereiche der Entzündung, die für die Diapedese von Leukocyten aus den Capillaren sowie für Permeabilitätsstörungen mitverantwortlich ist. Von besonderer Bedeutung scheint es auch zu sein, daß mit der Erhöhung des mechanischen Gewebsdruckes infolge der entzündlichen Spannung der Gewebe eine Begrenzung der Ausschwitzung zustande kommt, so daß die genannten Stoffwechselprodukte nicht unbegrenzt austreten können.

Die *Überwindungsphase* einer Entzündung ist gekennzeichnet durch Hyperämie und Stase, Ausschwitzung von Blutflüssigkeit und mit einer dadurch verursachten entzündlichen Exsudation. Das Besondere dieser Phase ist die entzündliche Infiltration mit Ansammlung von Granulocyten, Makrophagen und ihrer Tätigkeit als Phagocyten. Es kann als weitgehend gesichert angesehen werden, daß die entzündliche Kreislaufstörung auf direkte Schädigung der Gefäßwand durch die entzündlichen Alterationsprodukte zurückzuführen ist. Physikalisch-chemisch finden bei der Phagocytose während der Infiltration der Granulocyten zwei verschiedene Vorgänge statt. Einerseits werden unter dem entzündlichen Reiz über eine Proteolyse, wie oben ausgeführt, Körper frei wie Histamin und Polypeptide, die die lokale Entzündung und die unspezifische humorale allgemeine Entzündungsreaktion vermehren, andererseits aber durch Hervorrufen der Antikörperreaktion bzw. durch eine Beeinflussung des Properdinsystems eine spezifische bzw. unspezifische Immunität herbeiführen.

Die *Anpassungsphase* und in noch größerem Umfang die später folgende *Heilungsphase* sind gekennzeichnet durch die Bildung von nachweisbaren Antikörpern. Die durch Phagocytose entstehenden Antigenmoleküle werden durch die Gewebsflüssigkeit in die Lymphe oder in das Blut ausgeschieden und induzieren im Mesenchym oder in den Lymphknoten die Plasmazellen. Diese bilden dann den gegen das Antigen gerichteten Antikörper. Die Heilungsphase ist nicht mehr scharf von der Anpassungsphase abzugrenzen, das Granulationsgewebe wird gebildet.

Auf Grund der begrenzten Zeit ist es nicht möglich, eingehend alle weiteren Vorgänge zu schildern, die bei Entzündungsreaktionen ablaufen, so die von Heilmeyer und Keiderling erarbeitete Abwanderung der Schwermetalle Eisen und Kupfer, sowie die von Schilling herausgestellten typischen Veränderungen des weißen Blutbildes, die er als biologische Leukocytenkurve bezeichnete. Erwähnt sei nur noch die eingangs schon genannte Blutkörperchensenkungsgeschwindigkeit, die von Heilmeyer als klinisch-diagnostisch bedeutungsvollstes Symptom der allgemeinen Entzündungsreaktion bezeichnet wird. Die Crusta phlogistica war bereits den alten Ärzten als klares Zeichen des entzündeten Blutes bekannt. Im wesentlichen sind es drei Faktoren, die die Blutkörperchensenkungsgeschwindigkeit bestimmen: die Zusammensetzung der Plasmakolloide, die Zahl der Erythrocyten in der Volumeneinheit und die Autoantikörperbesetzung der Erythrocytenmembran.

Die geschilderten chemisch-physikalischen scheinbar so klaren Vorgänge und Zusammenhänge müssen jedoch als noch weitgehend hypothetisch angesehen werden. Ihr Wert liegt vor allem darin, daß man sich durch eine Arbeitshypothese jedenfalls vom grundsätzlichen Ablauf der Reaktionen bei einer Entzündung ein Bild machen kann und daß auf dem erarbeiteten Fundament weitere Untersuchungen vielleicht Klarheit verschaffen können.

Die Ansprechbarkeit auf Entzündungsreize kann sehr unterschiedlich ablaufen, ist sogar bei verschiedenen Individuen offenbar nicht gleich und auch beim Einzelindividuum im Laufe des Lebens starken Schwankungen unterworfen. Vor allem *hormonale und nervöse Einflüsse* verändern nicht nur die örtliche, sondern auch die allgemeine Entzündungsreaktion.

Im Vordergrund dieser Betrachtung steht die heute allgemein bekannte entzündungshemmende Wirkung von bestimmten Nebennierenrindenhormonen. Die hormonale Regulation der Entzündungsreaktion besteht darin, daß neben der Hypophyse selbst durch das somatrope Hormon vor allem die Nebenniere mit ihren Mineralocorticoiden und die Schilddrüse mit dem thyreotropen Hormon die Entzündungsreaktion verstärken, während die Keimdrüsenhormone, vor allem die Östrogene, ebenso wie die oben schon genannten Glucocorticoide der Nebenniere zu einer Abschwächung der Entzündung führen. Auch die Hormone der Nebenschilddrüse setzen die Entzündungsbereitschaft im Gewebe herab. Grundsätzlich werden sämtliche Phasen der Entzündung durch hormonelle Vorgänge beeinflußt, vor allem aber die Störungsphase mit ihrer primären und sekundären Alteration unterliegen einer ausgesprochenen Beeinflussung durch das hormonal-endokrine System.

Nicht zu unterschätzen sind auch die nervösen Einflüsse auf das Entzündungsgeschehen, welche sicher nicht so stark sind wie von RICKERS und SPERANSKI angenommen, die meinten, daß ohne nervöse Elemente eine Entzündung überhaupt nicht zustande kommen kann. Es ist jedoch kein Zweifel, daß in Hypnose entzündliche Phänomene der Haut bis zur Blasenbildung bei geeigneten Medien hervorgerufen werden können und daß nervenlähmende Gifte, wie das Novocain oder auch solche, die eine Stammhirnnarkose auslösen, wie das Megaphen, eine Entzündung erheblich abzuschwächen imstande sind.

Dementsprechend zeigt die klinische Beobachtung, daß unspezifische Entzündungsreaktionen, vor allem von zwei Größen abhängig sind, nämlich vom *Alter und* von der *Länge der Erkrankung*. Daß infektallergische Entzündungen altersabhängig ablaufen, war schon dem Begründer der Lehre von der Allergie PIRQUET bekannt. Er wies besonders für die Tuberkulose nach, daß die verschiedenen Altersstufen ein ausgesprochen unterschiedliches Verhalten gegenüber den einzelnen Stadien der Tuberkulose aufweisen. Entsprechende Vorgänge wurden auch bei der luetischen Infektion von PIRQUET beobachtet.

Bei der Besprechung hemmender und fördernder Vorgänge war bisher immer von der gleichmäßigen Wirkung auf den Ablauf der lokalen Entzündung und auf die allgemeine unspezifische Entzündungsreaktion die Rede. Es muß aber daran erinnert werden, daß wir von der Beobachtung eines Krankheitsablaufes ausgingen, bei welchem eine heftige lokale Entzündung ohne allgemeine Entzündungsreaktion abgelaufen ist, daß es also zu einer Dissoziation zwischen Ursache (Reaktion) und Wirkung (Regulation [LETTERER]) gekommen ist. Wir müßten uns also noch mit den Umständen beschäftigen, die das Ausbleiben der allgemeinen und humoralen Entzündungsreaktion bei einem vorliegenden Entzündungsherd erklären können.

Im folgenden soll an Hand eigener Beobachtungen bei Endokarditiskranken dargestellt werden, daß in Abhängigkeit von Alter und von der Länge der Erkrankung eine humorale Entzündungsreaktion bei einem hochgradigen Entzündungsherd ausbleiben kann.

Den Untersuchungen liegt die Auswertung von 103 Patienten mit einer autoptisch gesicherten Endokarditis und eindeutig rheumatischer Anamnese zugrunde. Bei jedem Patienten war durch eine Sektion der Entzündungsgrad an den Herzklappen festgelegt worden, so daß es möglich war, den autoptischen Befund dem klinischen Erscheinungsbild gegenüberzustellen. Pathologisch-anatomisch ergaben sich drei Gruppen, in deren erste die fibroblastisch chronisch-schrumpfenden Prozesse, in deren zweite die feinwarzig proliferativ-verrucösen Endocarditiden, in deren dritte exulcerative vernarbend oder proliferativ-globös entzündliche Endokarditiden eingereiht wurden. Nach weiterer Einteilung des vorliegenden Krankenguts in eine jüngere Gruppe unterhalb des 30., eine ältere oberhalb des 30. Lebensjahres konnte festgestellt werden, daß die für die floride Endokarditis typische Symptomatik bezüglich der allgemeinen Entzündungsreaktion nur für die jugendliche Gruppe gilt. Mit zunehmender Entzündung an der Herzklappe kommt es zu einer zunehmenden Beschleunigung der Blutsenkungsgeschwindigkeit, die bei den exulcerativen Formen höchste Grade erreicht. Die Temperaturen steigen an, desgleichen die Leukocytenzahlen.

Für die ältere Gruppe ergeben sich andere Verhältnisse. Auch bei den exulcerierten Formen der Endokarditis findet sich nur eine mäßige Senkungsbeschleunigung, desgleichen liegen keine höheren Temperaturen vor und die Leukocytenzahlen sind nur mäßig angestiegen. *Die unspezifische allgemeine Entzündungsreaktion der floriden Endokarditis muß also als ausgesprochen altersabhängig angesehen werden.*

Außerdem besteht eine Abhängigkeit der unspezifischen Entzündungsreaktion und ihres klinischen Erscheinungsbildes von der Länge der Krankheitsdauer. Dies ergibt sich aus einer Gegenüberstellung der Anzahl von Symptomen, die eine unspezifische Entzündungsreaktion nachweisen und der Verlaufsdauer der Endokarditis bis zum Tode. Als Zeichen der unspezifischen Entzündungsreaktion galten uns Blutsenkungsgeschwindigkeitsbeschleunigung, Leukocytose, Fieber, Milztumor, Gelenkbeschwerden, Anämie, Hautblutungen und Embolien. Aus den Untersuchungen ist ersichtlich, daß bei kurzen bösartigen Krankheitsverläufen meist 5—6 der genannten Symptome vorhanden waren, während bei Patienten, deren Anamnese über 20 Jahre ging und die dann an einer ulcerösen Endokarditis verstarben, nur 1 oder 2 der genannten Symptome gefunden werden konnten.

So kann man vermuten, daß wegen der Altersabhängigkeit hormonal endokrine Einflüsse und wegen der Abhängigkeit von der Verlaufsdauer immunologische Vorgänge die unspezifische Entzündungsreaktion auch bei florid entzündlichen lokalen Prozessen beeinflussen. Es sind also im Grunde genommen die gleichen Ursachen, die einmal die Entzündung selbst, aber offenbar ebenfalls eine Reaktion des Organismus bei bestehender Entzündung unterdrücken können.

So müßten wir zum Abschluß unser Unvermögen zugeben, in bestimmt gelagerten Fällen eine Endokarditis zu erkennen. Aber es gibt ja weitere Möglichkeiten, ein Krankheitsbild zu erfassen. Diese liegt in der Erschöpfung sämtlicher klinischer Möglichkeiten nicht nur der labortechnischen Daten, welche ja bei der Erkennung der unspezifischen Entzündungsreaktion eine überwiegende Rolle spielen. Die weitere Bearbeitung des Erscheinungsbildes der Endokarditis ergab an unserem Krankengut nur einen einzigen, sicher exakt faßbaren Hinweis auf floride Vorgänge in der Herzklappe, und das war die Anamnese. Es zeigte sich nämlich, daß die Beschwerden, die zu dem jeweils zum Tode führenden Krankenhausaufenthalt geführt hatten, bei den autoptisch verifizierten fibrösen Endokarditiden rund 12,5 Monate, bei den verrukösen 8 Monate, bei den ulcerösen aber nur 2 Monate bestanden hatten. Die statistische Berechnung ergab signifikante Unterschiede, die auch für die Langanamnese galt. Hierbei waren vom Beginn der Erkrankung bis zum Tode bei den fibrösen Endokarditiden 19 Jahre, bei den verrukösen Endokarditiden 18 Jahre, bei den ulcerösen Endokarditiden aber nur 6 Jahre vergangen. (Tabelle).

Durchschnittliche Dauer der Lang- und Frischanamnese
von 127 Patienten mit Endocarditis

Endocarditis	fibr.	verruc.	ulc.	lenta
Langanamnese	19 J.	18 J.	6,8 J.	∅
Frischanamnese	12,5 M.	8 M.	2 M.	2,7 M.

Danach sollte man immer dann an das Vorliegen einer floriden Endokarditis denken, wenn sich bei Erhebung der Anamnese ein deutlicher Leistungsknick bei vorhandenem Herzklappenfehler feststellen läßt.

Bei dem eingangs geschilderten Patienten war übrigens dieser Leistungsknick eindeutig festzustellen. Die Fehldiagnose war also eigentlich durch die Überschätzung des Symptoms humorale Entzündungsreaktion und die Unterschätzung der Anamnese verursacht worden. Die Erhebung der Anamnese ist eine ärztliche Handlung, die in ihrer Bedeutung gar nicht überschätzt werden kann, da sie es erlaubt, über den Zeitpunkt der Untersuchung hinausgehend die Geschwindigkeit eines Krankheitsablaufes zu beurteilen und damit den gutartigen oder bösartigen Charakter einer Krankheit zu erkennen.

Der diagnostische Wert der unspezifischen Entzündungsreaktion wird durch den Nachweis ihrer Grenzen nicht beeinträchtigt, wenn der Arzt sich über die Bedeutung von Anwesenheit oder Fehlen der Entzündungssymptome im klaren ist.

Literatur

ALBERTINI, A. u. A. GRUMBACH: Erg. d. Pathologie **23**, 214 (1937).
BÖHMIG, R. u. P. KLEIN: Pathologie u. Bakteriologie der Endocarditis. Berlin · Göttingen · Heidelberg: Springer 1953.
DOERR, W.: Gestaltwandel klassischer Krankheitsbilder. Berlin · Göttingen · Heidelberg: Springer 1957.
EHRICH, W.: Verh. Dtsch. Ges. Innere Medizin **62**, 163 (1956).
HEGGLIN, R.: Verh. Dtsch. Ges. Kreislaufforschung **20**, 191 (1958).
HEILMEYER, L.: Verh. Dtsch. Ges. Innere Medizin **57**, 227 (1956).
LETTERER, E.: Allgemeine Pathologie. Stuttgart: Thieme 1959.
MENKIN, V., Newer Concepts of Inflammation. Springfield: Thomas 1950.

Aus der II. Medizinischen Universitäts-Klinik und Poliklinik der Freien Universität im
Städt. Krankenhaus Westend (Direktor: Prof. Dr. med. H. Bartelheimer)

Die Leistungsfähigkeit der klinischen Cytologie in der Inneren Medizin*

Von

H. Grunze

Jeder Kliniker hat bisher in geringem Umfange, z. B. bei der Untersuchung von Urinsedimenten oder Blutbildern, Cytologie betrieben. Welche Umstände aber sind es nun, die diese Methode innerhalb der letzten Jahre so verbreitet und auf anderen Teilgebieten der Inneren Medizin zur Anwendung gebracht haben? Ohne Zweifel spielt — wie Bartelheimer meint, der Wunsch der Klinik, neben der chemischen jetzt auch die morphologische Betrachtungsweise als Basis des Handelns wieder zu intensivieren, mit eine entscheidende Rolle. Die schnelle Entwicklung der endoskopischen und bioptischen Methoden während der letzten Jahre legt hierfür beredtes Zeugnis ab. Für nicht wenige aber wird die Cytologie erst im Zusammenhang mit dem Namen Papanicolaou ein Begriff geworden sein. Auf Grund der ausgedehnten und erfolgreichen Anwendung in der Gynäkologie wird es daher manchem scheinen, als greife die Cytologie von dort nun auch auf das Gebiet der Inneren Medizin über. Teilweise hängt dies mit den ersten Berichten der Nachkriegszeit aus Übersee zusammen, an Hand deren der Nichtspezialist vermuten konnte, daß die Papanicolaousche Färbemethode in spezifischer Weise Tumorzellen markiere. Dies ist aber nicht der Fall, und historisch gesehen ist es so, daß so geschätzte und verdiente Internisten wie Paul Ehrlich, Quinke, Rieder, Widal und Ravaut bereits im vorigen Jahrhundert und um die Jahrhundertwende Cytodiagnostik trieben, teilweise noch mit einer unzulänglichen Technik, aber doch schon mit recht guten Ergebnissen und mit einer hervorragenden Erkennung des Wesentlichen. Mit größter Bewunderung sieht man weiterhin Zeichnungen aus den ersten cytologischen Atlanten des Franzosen Donné und des Engländers Beale. Beide Autoren haben schon um 1850 und früher, ohne die vorteilhaften, später von Paul Ehrlich eingeführten

---

* Nach einer Antrittsvorlesung vom 8. 7. 1957. — Erstveröffentlichung: Berliner Medizin (1958) 89

Färbemethoden anwenden zu können, bei der Betrachtung im tangentialen Licht viele Einzelheiten an den Plattenepithelien der Schleimhaut und des Uro-Genital-Traktes beobachtet, die auch heute noch von ungeschmälerter diagnostischer Bedeutung sind.

Die großen Verdienste PAPANICOLAOUS bestehen vorwiegend darin, daß er als erster auf die cytodiagnostischen Möglichkeiten bei der Früherkennung des Genitalkrebses hingewiesen und an Hand langjähriger Studien am normalen und kranken Gewebe Bildatlanten geschaffen hat, die für die Lehre recht wertvoll geworden sind.

Die klinische Cytologie wird auch Cytodiagnostik genannt. Der erstgenannte, umfassendere Ausdruck ist jedoch vorzuziehen, da er nicht nur den diagnostischen Wert des Verfahrens betont, sondern auch andere Möglichkeiten, z. B. die Aufklärung cytogenetischer Probleme oder die Kontrolle der Therapie beinhaltet. Die Angelsachsen sprechen deshalb von einer „applied cytology", einer in der Klinik angewandten Cytologie. Sie wollen damit eine Abgrenzung gegenüber der Cytologie der Grundlagenforschung vornehmen. Diese hat in der Regel viel günstigere arbeitsmäßige Voraussetzungen als die klinische Cytologie. Zum Beispiel kann das Untersuchungsmaterial bei ihr nach einem vorgefaßten Plan und stets frisch gewonnen werden. Vielfältige chemische und histologische Spezialuntersuchungen sind dann möglich.

Ganz anders ist es dagegen in der klinischen Cytologie. Dem Arzt bietet sich dort nicht selten plötzlich und unvorbereitet ein Untersuchungsmaterial, das auf Grund autolytischer Vorgänge manchmal schon mehr oder weniger regressiv verändert ist und damit für feinere histochemische Strukturuntersuchungen nicht mehr in Betracht kommt. In der Regel sind dann nur noch gröbere, für den Zweck der Diagnosenstellung aber meist ausreichende Untersuchungsverfahren möglich. Der in der Praxis tätige Cytologe muß auch solche nekrobiotischen Veränderungen deuten können, und oft sind es nicht mehr Zellen, sondern nur noch deren schemenhafte Umrisse, die er unter dem Mikroskop sieht.

In diesen Situationen wird der technisch bedingte Unsicherheitsfaktor natürlich groß. Trotzdem wird man sich, wenn irgend möglich, zu einer Beurteilung durchringen, um im Verein mit anderen Daten zu einer Wahrscheinlichkeitsdiagnose und damit zu einer Grundlage für die Therapie zu kommen, auf die der Kranke oft sehr wartet. Das in theoretischen Instituten vertretbare Offenlassen einer Entscheidung ohne Rücksicht auf den Zeitfaktor ist in der Klinik in der Regel nicht möglich.

Die klinische Cytologie ist also keine Methode, die ihre Resultate durch exakte Messungen und Färbungen an einem relativ konstant bleibenden Untersuchungsmaterial gewinnt und damit weitgehend objektivierbar ist, sondern sie ist in hohem Grade an das subjektive Urteilsvermögen des Arztes gebunden, dem sich die Mehrzahl der Fälle in ständig variierenden

Konstellationen darbietet. Mit Hilfe differentialdiagnostischer Kombinationen, wie sie die Innere Medizin immer wieder erfordert, muß er versuchen, im Einzelfalle zum Ziele zu kommen. Nicht nur die Beurteilung einer einzelnen verdächtigen Zelle ist erforderlich, genauso wichtig erscheint die Wertung des Gesamtaspektes, den ein cytologischer Ausstrich bietet. Dazu gehören Artefakte, Bakterien, die Art der beigemengten Zellen des peripheren Blutes und nicht selten auch der amorphe Untergrund eines Ausstriches, der z. B. bei schleimproduzierenden Geschwülsten gelartige Beschaffenheit annehmen und dann zu völlig veränderten, atypischen Färbungen führen kann. Ist das Material auf dem Punktionswege gewonnen, so gehört für die spätere Beurteilung auch die genaue Beobachtung der Organkonsistenz, des aufgewandten Sogs und der gewonnenen Aspiratmenge dazu. Dies alles sind Denk- und Bewertungsvorgänge, die weitgehend an die Erfahrung und Qualität des Untersuchers gebunden sind.

In der vielleicht jetzt etwas abklingenden Periode der allein naturwissenschaftlich ausgerichteten oder auch exakten Medizin — wie ihre Hauptwegbereiter sie gern nennen — war und ist es nicht gern gesehen, wenn einer klinischen Methode zuviel Subjektives anhaftet, und es kam deshalb in der Vergangenheit manchmal zu Kontroversen zwischen Pathologen und Cytologen. Denn die Cytologie erhob und erhebt auch heute noch den Anspruch, in geeigneten Fällen, bei nicht möglicher histologischer Diagnosenstellung, ersatzweise eine morphologisch begründete Diagnose aus dem Zellbild und im extremen Fall auch aus der Beurteilung der Einzelzelle geben zu können.

Von pathologisch-anatomischer Seite wurde dem oft entgegengehalten, daß eine so subjektive Methode wie die Cytologie nicht dazu geeignet sei, Befunde von oft schwerwiegender Bedeutung mit ausreichender Sicherheit zu erheben. Besonders hinsichtlich der Malignitätsdiagnose wurde immer wieder von autoritativer Seite, insbesondere Borst, darauf hingewiesen, daß kein qualitatives Merkmal der Einzelzelle beobachtet worden sei, das nur bei bösartigen Tumorzellen auftrete. Es gäbe lediglich quantitative Veränderungen, die in fließenden Übergängen von der ruhenden zur entzündlich gereizten Normalzelle und von dort weiter bis zu den gut- und bösartigen Tumoren vorkämen. Dieser Einwand stimmt. Auf Grund langer Erfahrungen läßt sich aber sagen, daß gewisse extreme quantitative Veränderungen von Zellmerkmalen praktisch nur bei bösartigen Geschwülsten vorkommen. Hierzu ein Beispiel:

Längere Zeit versuchte man, an Hand der Relation Nucleus/Nucleolus die Geschwulstzelle zu erkennen, und zwar dergestalt, daß man glaubte, bei der Krebszelle wäre das Verhältnis stärker zugunsten des Nucleolus verschoben. Besonders extrem vertrat McCarty in den 20er und 30er Jahren diese Meinung. Quensel, Stenius und Zadek, die dieses Zeichen ebenfalls für sehr wichtig hielten, ließen jedoch schon Ausnahmen zu und waren in ihren Ansichten moderierter. STREICHER und SANDKÜHLER haben nun von unfixierten Magenresektionspräparaten Abstriche gemacht und ihre Meßwerte hinsichtlich der Relation Nucleus/Nucleolus in einer Kurve aufgezeichnet. Aus ihr resultiert, daß Normalzellen, chronisch entzündlich gereizte Zellen und Carcinomzellen sich mit ihren Meßwerten in einem großen Bereich überlappen. Man könnte also von einer Einzelzelle mit einer Relation, die diesem Überlappungsbereich zugehört, nicht sagen, in welche Richtung sie tendiert, ob zur Gut- oder Bösartigkeit. Ein gewisser maximaler Bereich der Relationsverschiebung kommt aber nur bei Geschwulstzellen vor. Veränderungen dieser Stärke können dann auch im Einzelfall mit Recht als malignitätsverdächtig bezeichnet werden.

Das soeben am Beispiel der Relation Nucleus/Nucleolus demonstrierte Verhalten läßt sich auch für alle anderen Malignitätskriterien nachweisen, nur ist seine Meßbarkeit dort nicht so leicht. Je größer die Erfahrung des Untersuchers ist und je mehr er sich mit den Veränderungen des Normalgewebes unter entzündlichen Bedingungen und unter erhöhtem Regenerationsreiz vertraut gemacht hat, um so besser wird er die Abweichungen deuten können, die sich quantitativ nur in Grenzbereichen bewegen.

Das erwähnte Überlappen der Meßbereiche der Normalzellen mit denen der Geschwulstzellen zeigt, daß die Bedenken der Pathologen durchaus zu Recht bestehen, und auf cytologischer Seite war man deshalb durch dieses und noch einige andere Argumente, welche an den theoretischen Grundlagen der klinischen Cytologie rüttelten, in die Enge getrieben. Beim Überdenken einer Entgegnung fiel aber auf, daß auch in der Histologie keine qualitativen Kriterien für die Geschwulstdiagnostik vorhanden sind. Auch hier gibt es nur eine Abschätzung quantitativer Veränderungen, sowohl an der Einzelzelle wie auch hinsichtlich des Verhaltens gegenüber dem Normalgewebe. Und je mehr man sich in neuerer Zeit auch histologisch um die Früherkennung der Tumoren bemühte, um so mehr sah man, wie fließend der Übergang vom Normalen zum Bösartigen und wie unsicher die Beurteilung im Einzelfall sein kann.

Als Beispiel seien nur die „carcinoma in situ"-Diagnose in der Gynäkologie und die Entscheidung: Prostata-Adenom oder -Carcinom? (HAMPERL) erwähnt.

Die gemeinsame Besinnung darauf, wie relativ die Beurteilungsgrundlagen in beiden Disziplinen sind, hat nun dazu geführt, daß einerseits die Cytologen, wenn immer nur möglich, um eine zusätzliche histologische Diagnose bemüht sind und daß andererseits die Pathologen bei geeigneten Fällen auch die cytologische Methodik in Anspruch nehmen. Das gilt besonders für die Klärung von Krankheiten des blutbildenden Apparates. Histologie und Cytologie ergänzen sich methodisch recht gut. Die Histologie gestattet die Beurteilung des Verhaltens einer Geschwulst gegenüber dem Normalgewebe, was besonders für die Unterscheidung von bös- und gutartigen Tumoren von Wichtigkeit ist, ein Gebiet, auf dem die Cytologie recht große Schwächen zeigt; die Cytologie dagegen erlaubt eine bessere Analyse der Einzelzelle.

Betrachtet man die verschiedenen Indikationsbereiche der klinischen Cytologie in der Inneren Medizin, so ergibt sich eine Trennung in Exfoliativ- und Aspirationscytologie. In einem Fall bietet sich das Untersuchungsmaterial von selbst an, im anderen muß es erst durch Punktion gewonnen werden:

Exfoliativcytologie	*Aspirationscytologie*
Thoraxkrankheiten (Sputum, Bronchial-sekret usw.)	Hämatologie
	Sternalmarkuntersuchung
Magen-Darm-Krankheiten	Gezielte Knochenpunktion
Ösophagusveränderungen	Lymphknotenpunktion
Urogenitaltrakt	Milzpunktion
	Thoraxkrankheiten (Lungenpunktion, Mediastinalpunktion usw.)
	Leberpunktion
	Schilddrüsenpunktion
Pleura-, Ascites- und Pericardpunktionen	Gezielte Weichteilpunktion
	Mammapunktion
Lumbal- und Suboccipitalpunktionen	Nierenpunktion (Iversen) (nur bei histologischer Materialverarbeitung sinnvoll)

Es ist in diesem Übersichtsartikel nicht möglich, die Ergebnisse der einzelnen Arbeitsgebiete abzuhandeln. An Hand einiger Beispiele sollen lediglich die Grundzüge der Arbeitsweise erläutert werden.

Für alle Gebiete gilt, daß nicht nur bei der im Vordergrund stehenden Carcinomdiagnostik verwertbare Resultate erzielt werden, sondern auch über Systemerkrankungen — von der erweiterten Hämatologie her bekannt — und über Granulome und Entzündungen erhält man oft gute Aufschlüsse durch die klinische Zytologie.

Will man die Cytologie erfolgreich betreiben, so müssen drei Voraussetzungen gegeben sein:

1. hat man um eine ortsgerechte Materialgewinnung und um wiederholte Untersuchungen bemüht zu sein. Man darf sich durch das erste negative Ergebnis nicht in falscher Sicherheit wiegen.

2. sollte man stets eine zweckentsprechende Färbetechnik anwenden und, wenn immer möglich, die bakteriologische Untersuchung des Punktates zusätzlich durchführen. Finden sich kleine Gewebsfetzen, so sollten diese stets parallel histologisch untersucht werden.

3. muß die Qualifikation des Untersuchers ausreichend sein. Er sollte über Vorkenntnisse in der Histologie und Hämatologie verfügen und besonders bei schwierigen Fällen einen engen Kontakt zur Klinik pflegen.

Zu Punkt 1, der ortsgerechten Materialgewinnung, ist zu sagen, daß es z. B. keinen Zweck hat, Sputumuntersuchungen durchzuführen bei Geschwülsten, die extrabronchial oder gar extrapulmonal wachsen, weil es nicht möglich ist, exfoliiertes Material auf diese Weise zu erhalten. Es ist nötig, in solchen Fällen eine gezielte Punktion in Beatmungsnarkose durchzuführen, eventuell nach vorheriger Anlegung eines Pneumothorax, eventuell aber auch während der Bronchoskopie. In jedem Falle gilt es also, vorher zu überlegen, auf welche Weise man am sichersten an den Ort der Veränderung und damit an ein gutes Untersuchungsmaterial herankommt.

An einem Beispiel soll gezeigt werden, welche diagnostischen Wege beschritten werden mußten, um bei 300 Geschwulstkranken des Landestuberkulose-Krankenhauses Heckeshorn, die in Zusammenarbeit mit Herrn Oberarzt Dr. H. J. Brandt und Herrn Chefarzt Dr. Auersbach untersucht worden sind, zu einer morphologisch fundierten Diagnose zu kommen:

    I. Bronchoskopie mit Probeexcision (nur histologische Auswertung) 34,33%

   II. Bronchoskopie, Abstrich, Kürettage, Spülwasser, Aspirat (nur cytologische Auswertung, histologisch nicht möglich) 20,66%

  III. Bronchoskopie, perbronchiale Punktion in Beatmungsnarkose (nur cytologische Auswertung) .... 8 %

  IV. Cytologische Sputumuntersuchung 9,66%

 VII. Cytologische Auswertung thorakoskopisch gezielter Punktate 1,66%
      Probeexcision oder Punktion von Metastasen 3,33%

VIII. Klinisch eindeutig (final.) .... 5 %

  IX. Probethorakotomie mit Probeexcision .... 4 %

   X. Falsche negative Diagnosen....................................... 4 %
     davon unvollständig untersucht: 2,66%

Hinsichtlich der anzuwendenden Untersuchungstechnik verdient hervorgehoben zu werden, daß die Artefaktbildungen beim Phasenkontrastverfahren und bei der Quensel-Färbung am geringsten sind. Der Ausstrich, insbesondere der Trockenausstrich, führt zu einer flächenhaften Verformung der Zellen, und sie erscheinen deshalb größer. Die Einbettung zwecks histologischer Verarbeitung dagegen, wie sie z. B. bei der Untersuchung von Pleuraexsudaten vorgenommen wird, bedingt eine erhebliche Schrumpfung. Trotzdem nimmt man diesen Nachteil häufig in Kauf, um organoide Strukturen von Tumoren, welche diagnostisch besonders wertvoll sind, zu erhalten, wenn auch die Beurteilung der Einzelzelle dadurch sehr erschwert wird.

Weiterhin ist darauf hinzuweisen, daß besonders bei leicht zerfallendem, schon detritischem Untersuchungsmaterial die Verwendung des Phasenkontrastverfahrens angezeigt ist. Die leicht lädierbaren Zellen werden sonst bereits beim Ausstreichen für ein Trockenpräparat derart geschädigt, daß ihre diagnostische Beurteilung nicht mehr möglich ist. Im Phasenkontrastverfahren hingegen bleiben auch instabile Elemente häufig gut erhalten.

Die dritte der Vorbedingungen, die Qualifikation des Untersuchers, braucht hier nicht näher erläutert zu werden. Alle klinischen Cytologen sind sich darüber einig, daß vor der verantwortlichen Tätigkeit in der Praxis erst mehrjährige Übung unter Anleitung eines Erfahrenen erforderlich ist.

Betrachtet man nun die Ergebnisse der klinischen Cytologie auf ihren wesentlichsten Gebieten, so sind diese recht erfreulich, besonders wenn man berücksichtigt, wie wenig die Patienten durch dieses Verfahren belästigt werden. Bei der Exfoliativcytologie z. B. bedarf es überhaupt keines Eingriffes, was besonders älteren, gebrechlichen Personen zugute kommt, wo häufig nur ein angenommenes unheilbares Leiden bestätigt werden muß, um die Berechtigung zur alleinigen symptomatischen Therapie ableiten zu können. In der Praxis haben sich während ambulanter Untersuchungen besonders die Lymphknoten- und Weichteilpunktionen bewährt. Viele entzündliche Krankheiten oder auch Systemerkrankungen des lymphatischen Apparates können auf diese Weise leicht und schnell geklärt werden. Auch ein metastatischer Befall ist recht sicher zu diagnostizieren, da die im Lymphgewebe ortsfremden Geschwulstzellen sofort ins Auge fallen. In vielen Fällen aber befreit die Punktion den Patienten schnell von der Angst, daß ein bösartiges Leiden vorliegen könnte.

Als weiteres Gebiet der cytologischen Untersuchung wäre die Magen-Darm-Zytologie zu nennen. Hinsichtlich der Zellveränderungen des Dünndarms und Dickdarms, zumindest des Colon ascendens und transversum, sind die Erfahrungen aller Untersucher noch sehr ungenügend. Henning und Witte berichteten erst kürzlich über einige Versuche, die in diese Richtung zielen. Veränderungen des Sigmas und Rectums, insbesondere Tumoren, wurden dagegen schon häufiger durch Tupfsonden bei der Rectoskopie oder auch durch Spülwasser cytologisch diagnostiziert.

Besonders ausgedehnte Untersuchungen bestehen bereits über die Cytologie des Magensaftes. Papanicolaou und Cooper waren z. B. in einer vor einigen Jahren veröffentlichten Arbeit sogar der Meinung, daß die cytologische Untersuchung bei der Früherkennung des Magencarcinoms von größerer Bedeutung sei als die röntgenologische. Vielleicht ist dieser Standpunkt etwas überspitzt. Es ist aber immerhin beachtenswert, daß auch mehrere französische Autoren sich in letzter Zeit dieser Ansicht angeschlossen haben, außerdem ist bekannt, daß ein Magencarcinom röntgenologisch erst dann erkannt werden kann, wenn es eine schon recht respektable Größe erreicht hat. Die Exfoliation bösartiger Zellen kann aber bereits recht frühzeitig einsetzen, besonders wenn die Geschwulst medullären Charakter hat. Bei Scirrhustumoren dagegen, wo praktisch keine Geschwulstzell-Exfoliation stattfindet, ist das Ergebnis fast immer negativ, übrigens genauso wie bei den cirrhös wachsenden Pleurageschwülsten. Bei diesen Tumoren können deshalb sehr ausgedehnte Befunde der cytologischen Untersuchung entgehen. Ein weiterer Nachteil der cytologischen Untersuchung des Magensaftes ist, daß man keinen Anhalt über die Größe der Veränderungen gewinnt. Die gleichzeitige röntgenologische Untersuchung — üblicherweise wird sie vorangehen, denn oft erweckt sie überhaupt erst den Verdacht — ist daher unentbehrlich.

Obgleich der Einzelfall erhebliche Schwierigkeiten bereiten kann und hinsichtlich der theoretischen Grundlagen der klinischen Zytologie einige Schwächen vorhanden sind, wie einleitend aufgezeigt wurde, gelingt es mit zunehmender Übung doch, die auftretenden Veränderungen recht sicher zu beurteilen. In der Malignitätsdiagnostik z. B. ist es sogar möglich, vom cytologischen Substrat Rückschlüsse auf die histologische Qualität der Geschwulst zu ziehen. So hat FOOT u. a. erst vor einiger Zeit über 2500 Patienten berichtet, bei denen es in 50% der Fälle möglich war, auf Grund der cytologischen Analyse des Pleuraexsudates auch Angaben über die histologische Geschwulstqualität und den Sitz des Primärtumors zu machen. Bei WANDALL waren es sogar 80% der histologisch kontrollierten Bronchialcarcinome, die cytologisch hinsichtlich ihrer Gewebsqualität zutreffend beurteilt wurden. Auch unsere Untersuchungen zeigten einen ähnlich hohen Prozentsatz. In der Regel ist es also so, daß man bei positiver Geschwulstdiagnose auch einen Verdacht über die Geschwulstqualität äußern kann, besonders dann, wenn man sich auf einem Organ- oder Körperbereich hinsichtlich der dort vorkommenden Geschwulstveränderungen an Hand längerer Erfahrungen gut auskennt.

Wägt man die Fehlerquellen ab, die der cytologischen Methodik anhaften, so ist in erster Linie zu berücksichtigen, daß der Abfluß eines Untersuchungsmaterials, welches auf Grund der Zellexfoliation gewonnen wird, durch Lumenverschluß, z. B. durch Schleimhautschwellung oder circumscriptes Umwachsen eines Bronchus oder im Urogenitaltrakt durch Verschluß eines Ureters, unterbrochen werden kann. Es besteht aber auch die Möglichkeit, daß die Geschwulst selbst auf Grund einer guten bindegewebigen Organisation nur geringe Neigung zur Zellabstoßung zeigt. Man kennt dies z. B. von den gutartigen Tumoren und auch von den Sarkomen. In beiden Fällen, sowohl beim Lumenverschluß als auch bei der fehlenden oder mangelhaften Exfoliation können dann falsche negative Resultate vorgetäuscht werden. Bei der Aspirationscytologie ist zu beachten, daß das Aspirat in der Regel nur für einen kleinen Bezirk der Veränderung repräsentativ ist. Es empfiehlt sich daher, bei der Punktion in verschieden tiefe Bezirke zu gehen und immer zugleich auch Ausschlußuntersuchungen durch parallele bakteriologische Teste vorzunehmen. Auf diese Weise gewinnt man Wahrscheinlichkeitsdiagnosen, die dann in der Regel, insbesondere bei Systemerkrankungen, als repräsentativ für die ganze Veränderung angesehen werden können. Man sollte sich aber der hierdurch gegebenen Irrtumsmöglichkeiten ständig bewußt bleiben und sowohl bei der Aspirations- als auch bei der Exfoliativcytologie negative Resultate erst nach mehrfacher Bestätigung als Ausschluß werten. Angesichts der theoretischen und praktischen Fehlerquellen der cytologischen Technik, wie sie eingangs ausgeführt und eben methodisch weitererläutert worden sind, ist prinzipiell festzustellen, daß nur ein positives Resultat beweisend ist.

Gefährlicher als falsche negative Resultate sind oft falsche positive Resultate, da sie vereinzelt schon Anlaß zu nicht indiziertem operativem Vorgehen gegeben haben. Dies trifft speziell für die Krebsdiagnostik zu. Solche Fehlleistungen kommen besonders dann vor, wenn ohne Kenntnis der klinischen Daten gearbeitet wird und man sich der Cytodiagnostik als reiner Labormethode bedient. Bei ausreichendem Kontakt zwischen dem Kliniker und dem Cytologen wird immer die Möglichkeit bestehen, bei bestimmten Fällen, die erfahrungsgemäß erhöhte Irrtumsmöglichkeiten in sich bergen (z. B. Plattenepithel-Metaplasien chronischer Entzündungen), darauf hinzuweisen, daß trotz der Verdachtsdiagnose Anlaß besteht, operativ oder chemotherapeutisch recht vorsichtig vorzugehen. Ein solcher enger Kontakt zwischen dem Kliniker und dem Cytologen hat sich auch uns während der letzten Jahre sehr bewährt. Er steht in einem gewissen Gegensatz zu dem Bestreben amerikanischer Autoren, die die Cytologie, losgelöst von der Klinik, als objektive Methode betrieben haben wollen. Wir können uns diesem Standpunkt nicht anschließen.

Es ist immer wieder erörtert worden, ob die Cytologie auch ungezielt für die prophylaktische Medizin, z. B. bei der Krebsfrüherkennung, verwandt werden soll. In Amerika und auch in Deutschland wurde dies in einigen Versuchsserien getan. Dabei zeigte sich stets aufs neue, daß dies für das Gebiet der Gynäkologie wohl möglich ist, weil die Materialgewinnung dort sehr leicht fällt und auch die klinische und bioptische Kontrolle während ambulanter Routineuntersuchungen nicht zu große Schwierigkeiten bereitet. Für das Gebiet der inneren Krankheiten, z. B. für die Früherkennung des Lungenkrebses, hat sich dagegen ergeben, daß die Methode zu aufwendig ist. Ihre Anwendung ist nur gezielt und im Verein mit einer gründlichen klinischen Untersuchung möglich. Eine einmalige oder auch zweimalige Sputumuntersuchung würde viel zu häufig falsche negative Resultate zeitigen. FABER hat u. a. gezeigt, daß zur Erzielung einigermaßen verläßlicher Resultate mindestens fünf Untersuchungen von demselben Patienten an verschiedenen Tagen erforderlich sind. Der Effekt eines falschen, auf Grund einer nur einmalig durchgeführten Untersuchung gewonnenen negativen Resultates wäre den Zielen, die sich die prophylaktische Medizin setzt, genau entgegengesetzt. Sie würde sowohl den Arzt wie auch den Patienten viel zu häufig in einer falschen Sicherheit wiegen. Bei der gezielten klinischen Anwendung mit rechtzeitig erfaßten Frühsymptomen war es dagegen auch im Bereich der Inneren Medizin schon einige Male möglich, mit Hilfe der cytologischen Untersuchung zu einer frühzeitigen Erkennung von Lungen-, Magen- und Urogenitalgeschwülsten zu kommen.

Der Wert der klinischen Cytologie besteht nicht zuletzt darin, daß sie beim Einzelfall oft richtunggebend weiterhilft, wenn es gilt, wenigstens eine Wahrscheinlichkeitsdiagnose zu begründen und die Last der persönlichen Verantwortung dem Arzt so etwas zu erleichtern. Auch die in der wissenschaftlichen Auswertung nützliche, meines Erachtens für die klinische Arbeit aber überwertete Statistik vermag in diesen Situationen nicht weiterzuhelfen, denn der Einzelfall entzieht sich der statistischen Schlüssigkeit, solange kein Befund da ist, der methodisch mit 100%iger Treffsicherheit gedeutet werden kann, ein Vorkommnis, das in der klinischen Praxis höchst rar ist.

In solchen Fällen gelingt es dann nicht selten, mittels der klinischen Cytologie einen Befund zu erheben, der die differentialdiagnostischen Überlegungen entscheidend beeinflußt und das klinische Handeln in die richtige Richtung lenkt. Die klinische Cytologie stellt sich so als eines der differentialdiagnostischen Mittel in der Hand des Arztes dar.

Literatur

BEALE, L. S.: The Microscope in Medicine. London: J. & A. Churchill 1879.

BORST, M.: Münch. med. Wschr. **1**, 11 (1928).

COOPER, W. A. and PAPANICOLAOU G. N.,: J. Amer. Med. Assoc. **151**, 10 (1953).

DONNÉ, A.: Cours de microscope complémentaire des études médicales. Paris: Bailliére et Fils 1945.

EHRLICH, P.: Charité-Ann. **7**, 199 (1882).

FARBER, S. M., M. ROSENTHAL, E. F. ALSTON, M. A. BENIOFF and McGRATH: Cytologic Diagnosis of Lung Cancer, Springfield: C. C. Thomas 1950.

FOOT, C. N.: Amer. J. Path. **13**, 1 (1937).

—: Amer. J. Path. **28**, 963 (1952).

—: Amer. J. Path. **30**, 661 (1954).

—: Amer. J. of Clin. Path. **25**, 223 (1955).

—: Amer. J. of Clin. Path. **25**, 223 (1955).

GRUNZE, H.: Klinische Zytologie der Thoraxkrankheiten. Stuttgart: Enke 1955.

PAPANICOLAOU, G. N. and H. F. TRAUT: Diagnosis of Uterine Cancer by the Vaginal Smear, New York: Commonwealth Fund 1943.

—: Atlas of Exfoliative Cytology. New York: Commonwealth Fund, Harvard Univ. Press 1956.

QUENSEL, U.: Acta Med. Scand. (Stockh.) **68**, 427 (1928).

—: Acta Med. Scand. (Stockh.) **68**, 458 (1928).

QUINCKE, H.: Dtsch. Arch. Klin. Med. **16**, 121 (1875).

—: Dtsch. Arch. Klin. Med. **30**, 580 (1882).

RIEDER, H.: Dtsch. Arch. Klin. Med. **54**, 544 (1895).

STENIUS, F.: Studien über Pathologie und Klinik der Papillonen und Karzinome der Harnblase. Arbeiten aus d. Path. Inst. der Univ. Helsingfors, Bd. III, 1923.

STREICHER, H. J. u. ST. SANDKÜHLER: Klinische Zytologie. Stuttgart: Thieme 1953.

WANDALL, H. H.: Acta chir. Scand. (Stockh.) **91**, Suppl. 93, 1 (1944).
WIDAL, F. and P. RAVAUT,: Biol. Paris, Ser. II, **52**, 649 (1900).
— —: Compt. rend. Soc. Biol. Paris. Ser. II, **52**, 653 (1900).
WIHMAN, G.: Acta med. Scand. (Stockh.) **130**, suppl. 205 (1958).
ZADEK, I.: Die Cytologie der Exsudate und Transsudate. Handbuch der allgemeinen
Haematologie. Bd. I. 2. Hälfte, 1933.

Aus der Hals-Nasen-Ohren-Klinik der Freien Universität Berlin
(Damaliger Direktor: Prof. Dr. RUD. LINK)

Die Bedeutung der Histo-Pathologie für die Behandlung von Hals-Nasen-Ohren-Erkrankungen*

Von

K. W. Hommerich

Vor fast 50 Jahren hat Professor Robert RÖSSLE, der kürzlich verstorbene Nestor der deutschen Pathologie, als er zur Eröffnung des Pathologischen Instituts der Universität Jena die Festrede hielt, gesagt: „Man spricht immer von ärztlicher Kunst; gewiß ist die Ausübung der Medizin eine Kunst. Die Kunst ist heute kleiner als vor 100 Jahren, als der Geist der Medizin noch leichter zu fassen war; dies ist die Entwicklung der Medizin, die mit allen Kräften zu fördern ist, daß sie immer weniger Kunst und immer mehr Wissenschaft werde" [1].

In dem inzwischen verflossenen Zeitraum ist diese Forderung der Erfüllung näher gekommen, näher vielleicht, als man damals — 1913 — noch erwartete. Die Pathologische Anatomie, namentlich die Histo-Pathologie, war daran erheblich beteiligt und hat auch meine eigene ärztliche Ausbildung durch eine Reihe von Assistentenjahren an dem Institut Robert RÖSSLES nachhaltig beeinflußt. Lassen Sie mich deshalb an einigen Beispielen aus der praktischen Hals-Nasen-Ohren-Heilkunde darlegen, wie die Verknüpfung der beiden Disziplinen die wissenschaftliche Grundlage geschaffen hat für viele therapeutische Maßnahmen unseres Fachgebietes.

Da sind zunächst jene zu nennen, die sich im Laufe der Zeit einen sicheren Platz unter vielen Behandlungsmöglichkeiten erworben haben, so daß sie heute als Standardmethoden angesehen werden dürfen. So bei der Otosklerose. Es handelt sich bei ihr um einen auf die Labyrinthkapsel beschränkten knöchernen Umbauprozeß, der verschiedene Stadien durchläuft und hierbei histologisch einmal der Osteodystrophia fibrosa, zum anderen dem Morbus Paget ähnelt [2]. Es gelang bisher nicht, die Krank-

---

* Als öffentliche Antrittsvorlesung gehalten am 27. 2. 1961. — Erstveröffentlichung: Berliner Medizin **12**, 163 (1961).

heit selbst therapeutisch zu beeinflussen. Deshalb versuchte man schon frühzeitig, nur ihr klinisches Symptom, die Schalleitungsschwerhörigkeit, zu behandeln. Sie resultiert aus einer Verlötung des Stapes im ovalen Fenster durch neugebildeten otosklerotischen Knochen. HOLMGREN kam als erster auf den Gedanken, den Schall durch ein neu im horizontalen Bogengang angelegtes Fenster unter Umgehung des Steigbügels der Schnecke zuzuleiten. Seine Versuche waren jedoch zum Scheitern verurteilt, weil früher Eingriffe am Labyrinth stets mit einer Labyrinthitis verknüpft waren, die Taubheit zur Folge haben kann. Erst nach der Entdeckung der Antibiotica gelang dieser Eingriff, ohne einen Labyrinthschaden zu setzen. Allerdings hielten die ersten Operationserfolge nicht an. Man stellte das Fenster nämlich anfangs mit einer Knochenfräse her. Durch histologische Untersuchungen nach Experimenten an Affen konnte LEMPERT zeigen, daß sich das Fenster infolge periostaler Ossifikation wieder verschließt, die durch Knochenmehl angeregt wird, das beim Fräsen in das Fenster hineinfällt. Deshalb ging er dazu über, einen Knochendeckel anzulegen, und gab das Fenster erst frei, wenn alle Knochenreste entfernt worden waren, die sich vorher nicht restlos beseitigen ließen [3, 4]. Inzwischen hat sich dieses Verfahren überall eingebürgert. Es hat nur zwei Nachteile: es resultiert eine pflegebedürftige Operationshöhle, die den Patienten zeitlebens an einen Ohrenarzt bindet, und man nimmt von vornherein einen Hörverlust von 28 Dezibel in Kauf, weil man die schallverstärkende Wirkung des Trommelfells und der Ossicula nicht ausnutzen kann. Deshalb gehen die neuen Bestrebungen in der Otochirurgie bei Otosklerose dahin, allein das fixierte Endglied der Ossiculakette, den Stapes, zu mobilisieren (Operation nach KESSEL-ROSEN). Aber auch diese Methode ist von Mißerfolgen begleitet. In 70% der Fälle kommt es zu erneutem postoperativem Hörverlust. Durch Rüttelbewegungen am Stapesköpfchen versucht man nämlich, den vorderen Stapesschenkel und die Fußplatte in der Mitte bei vorn gelegenem Otskleroseherd zu frakturieren, so daß die Schallzuleitung zum Innenohr über den hinteren, beweglich gewordenen Stapesschenkel ungehindert erfolgen kann. ALTMANN wies histologisch nach, daß es an den Frakturstellen zur Reankylosierung kommt, die bereits 13 Tage nach der indirekten Stapedolyse beginnen kann [5]. PORTMANN hatte deshalb den Gedanken, nach direkter Durchtrennung beider Stapesschenkel die Fußplatte aus dem ovalen Fenster auszulösen und dieses mit einem freien Transplantat aus Venenwand oder Bindegewebe zu verschließen. Die Operation wird beendet durch Rückverlagerung des Steigbügelrestes. Diese sogenannte Interpositionschirurgie scheint die Mängel der anderen Methoden tatsächlich nicht aufzuweisen, zumindest aber die Gewähr zu bieten, daß eine knöcherne Durchwachsung des Transplantates zu einem viel späteren Zeitpunkt eintritt als die Reankylosierung nach Stapedolyse [6, 7, 8].

Eine andere mit Schalleitungsschwerhörigkeit verknüpfte, oft sehr hartnäckige Erkrankung stellt die chronische Tubenfunktionsstörung dar. Es genügt in solchen Fällen nicht, den Patienten mit Luftduschen zu behandeln, weil die eingeblasene Luft im Mittelohr immer wieder resorbiert wird, so daß man sie ständig erneuern muß. Tierexperimente hatten gezeigt, daß die Pumpfunktion der Ohrtrompete mit sympathicus- und parasympathicuswirksamen Medikamenten geändert werden kann. Diese Erkenntnis entstammt den Arbeiten zur Pneumatisationsforschung von LINK und HANDL [9, 10, 11]. Histologische Untersuchungen an der Meerschweinchentube legten nahe, die Medikamentenwirkung auf Änderung der Blutfülle in peritubaren Schwellkörpern zu beziehen. Deshalb hat sich für manche Fälle eine perturbare Instillation von Hydergin als heilend erwiesen [12], das offenbar auf glatte Muskelfasern arteriovenöser Anastomosen wirkt, die man histologisch in diesem Bereich nachgewiesen hat [13].

Bei dieser Gelegenheit sei noch ein Teilproblem aus der operativen Behandlung der entzündlichen Schalleitungsschwerhörigkeiten angeschnitten, das der Trommelfellplastik. Hierunter verstehen wir die Deckung eines Trommelfelldefektes bei ruhender chronischer Mittelohreiterung zum Zweck der Hörverbesserung. Das Schicksal des Transplantates hängt von verschiedenen Faktoren ab, die hier nicht näher erörtert werden sollen. Nur auf eine besondere Gefahr sei hingewiesen: das Verfahren bedarf einer sehr sorgfältigen Technik, damit nicht Epithel paukenwärts eingebracht wird. Läßt man diese Vorsicht außer acht, läuft man Gefahr, ein sogenanntes Lappen- oder Transplantat-Cholesteatom zu riskieren, weil die Regenerationspotenz des Epithels ein Einwachsen von Epithelzapfen in das Mittelohr ermöglicht, wo die Herausbeförderung squamierter Epithelien unmöglich ist [14]. Mit aus diesen Gründen ist in letzter Zeit der transmeatale Defektverschluß des Trommelfells zugunsten der Tympanoplastik verlassen worden. Hier trägt man einen Teil der hinteren knöchernen Gehörgangswand ab und kann auf diese Weise während der Operation eine Paukenkontrolle durchführen und erhält postoperativ gute Übersicht über die Operationshöhle.

Man sollte meinen, daß die Gefahr eines Transplantat-Cholesteatoms überall dort besteht, wo Vollhaut in Höhlen eingebracht wird. Das ist aber nicht der Fall. Überpflanzen wir einen Hautlappen in die Stirnhöhle, um ihren Zugang nach Stirnhöhlenoperation offen zu halten, paßt sich das Transplantat der Umgebung an. In diesem Zusammenhang hat man von Mucosierung des Epithels gesprochen (UFFENORDE). Es scheint sich jedoch mehr um eine Matrizenfunktion des Transplantates zu handeln, das mit der Zeit durch ortsständige Schleimhaut ersetzt wird.

Der Entwurf eines Behandlungsplans ist in der Geschwulsttherapie besonders abhängig von einer histo-pathologischen Diagnose. Denn es ist nicht gleichgültig, welche Geschwulst wir vor uns haben, wenn wir in

dieser Hinsicht einen klinischen Verdacht hegen. Ohne Probeexcision
werden wir aber nicht zu Material gelangen, das histologisch untersucht
werden kann. Nun ist eine alte Streitfrage, ob man mit der Probeexcision
nicht Unheil stiftet. In diesem Zusammenhang wird behauptet, das Geschwulstwachstum werde durch die mechanische Beeinträchtigung während
der Probeexcision angeregt und einer Verschleppung von Krebszellen auf
dem Blut- oder Lymphwege Vorschub geleistet. Dazu muß man feststellen,
daß der exakte Nachweis dieses Verdachtes bisher nie einwandfrei gelungen
ist. Eine schon vor Jahren durchgeführte experimentelle Bearbeitung der
Gefahrenfrage durch Wood spricht sogar eher für die Ungefährlichkeit der
Probeexcision. Er hatte unter 400 Ratten mit Flexner-Carcinom, das in
20% der Fälle zu Lungenmetastasen neigt, bei der Hälfte der Tiere eine
Probeexcision durchgeführt und bei allen Tieren nach 10 Tagen den
Tumor radikal entfernt. Nach mehrmonatiger Beobachtung wurden alle
Tiere getötet; die Tiere mit Probeexcision hatten nicht mehr Lungenmeta-
stasen als die Kontrolltiere [15].

Metastatische Ausbreitung nach chirurgischer Intervention wird aber
besonders bei den als sehr bösartig bekannten Geschwülsten, den Mela-
nomen und den osteogenen Sarkomen, vermutet. Es ist jedoch sehr die
Frage, ob in solchen Fällen die operative Alteration von Gewebe tatsächlich als die auslösende Ursache der Metastasierung gelten darf, auch wenn
sie gelegentlich in zeitlichem Zusammenhang mit ihr auftritt. Neuere Untersuchungen aus der chirurgischen Universitätsklinik Erlangen an melano-
tischen Hautgewächsen lassen diese Zweifel in Übereinstimmung mit amerikanischen Statistiken berechtigt erscheinen [16].

Wir Ohrenärzte haben es in dieser Beziehung etwas leichter als die
Chirurgen. Meist können wir nämlich den geschwulstverdächtigen Prozeß
mit dem bloßen Auge überblicken. Ist er klein, wird man gut daran tun,
ihn im Gesunden herauszuschneiden, so daß Probeexcision und Total-
entfernung in einem Operationsgang zusammenfallen. Bei unübersicht-
lichen Prozessen sollte unbedingt eine Probe, allerdings an der richtigen,
oder besser an mehreren Stellen entnommen werden. Dabei ist zu berücksichtigen, daß genügend tief excidiert wird, um für die histologische Untersuchung auch die Umgebungsbeziehung der Geschwulst beurteilen zu
können. Fällt die Probeexcision für den Patienten nachteilig aus, kann man
in kürzester Zeit die Operation anschließen und das nicht nur, weil man
vielleicht die Möglichkeit einer Verschlimmerung einräumt. Ist die Diagnose Krebs gestellt, ist ohnehin keine Zeit zu verlieren [17].

Aber wir kennen doch jene Fälle, in denen die Probeexcision den
klinischen Geschwulstverdacht völlig entkräftet, so daß man sich Vorwürfe
machen müßte, ohne vorherige Sicherung der Diagnose eine radikale
Operation vorgenommen zu haben, die in unserem Fachgebiet mit schweren funktionellen Einbußen oder äußeren Entstellungen verknüpft sein

kann. Aber selbst wenn an dem Bestehen einer bösartigen Geschwulst klinisch kein Zweifel mehr herrscht, können wir auf die Probeexcision nicht verzichten. Denn die histologische Untersuchung ist nicht nur für die Diagnose einer Geschwulst unumgänglich, sie erlaubt darüber hinaus durch Feststellung des Differenzierungsgrades in vielen Fällen ein Urteil über die Prognose und kann damit den Behandlungsplan entscheidend beeinflussen. Gegenwärtig stehen uns drei Möglichkeiten zur Geschwulstbekämpfung zur Verfügung: die Operation, die Anwendung von radioaktiven Strahlen und die Cytostatica. Welche wir davon wählen, hängt zuletzt immer von der Artdiagnose der Geschwulst ab.

Haben wir etwa ein Retothelsarkom vor uns, werden wir sehr überlegen müssen, ob operiert werden soll. Denn es muß erst feststehen, ob die Geschwulst tatsächlich nur lokalisiert vorliegt oder ob Anhaltspunkte für multiloculäres Wachstum nachzuweisen sind, also eine Systemerkrankung besteht. In letzterem Fall ist eine radiologische oder gar cytostatische Behandlung vorzuziehen.

Ganz anders liegen die Verhältnisse bei den Cylindromen, die in den Nasennebenhöhlen oder an der Parotis gern vorkommen. Hier weiß man, daß mit histologischer Gutartigkeit eine biologische Malignität gekoppelt sein kann. Diese Fälle sind deshalb von vornherein ausreichend chirurgisch zu behandeln, zumal Strahlentherapie ohnehin versagt und nur helfen würde, den Zeitpunkt der geeigneten Behandlung hinauszuzögern. Ja, es hat sogar den Anschein, als ob derartige Gewächse unter einer Bestrahlung eher zur Verwilderung neigen [18].

Ganz ähnlich verhält es sich mit den Speicheldrüsengeschwülsten. Hier darf man sich auf keinen Fall mit einer Probeexcision oder Teiloperation begnügen, wenn die histologische Diagnose etwa lautet: gutartige Mischgeschwulst. Denn es ist erwiesen, daß unvollständige Operationen und auch die Strahlenbehandlung der pleomorphen Adenome zu alsbaldigen Recidiven oder mit der Zeit zu malignen Entartungen dieser Gewächse führt [19], selbst dann, wenn die Geschwulst mit Kapsel anscheinend im Gesunden entfernt worden sein sollte. Für dieses Verhalten ist verschiedentlich eine multiloculäre Entstehung angeschuldigt worden [20, 21]. Nach neueren histologischen Untersuchungen scheint es sich hierbei um Kapseldurchbrüche in das gesunde Parotisgewebe zu handeln, die bei einer Enucleation des Tumors zwangsläufig zurückbleiben und so die Ursache für das Recidiv abgeben. Deshalb wird heute von vielen Seiten mit Recht die Parotidektomie als allein vollständige Operation zur Behandlung der sogenannten Mischgeschwülste gefordert [22]. Andererseits bietet der klinische Befund bei Geschwülsten der Ohrspeicheldrüse niemals die Gewähr dafür, daß ein gutartiger Mischtumor vorliegt, mag er auch noch so typisch sein. Eine von Janes aufgestellte Statistik an 333 histologisch untersuchten Fällen hat z. B. gezeigt, daß sich 36% als primär maligne Geschwülste erwiesen, nämlich 89 Carcinome und 21 Sarkome verschiedener Klassifizierung [23].

Noch eine Besonderheit unter den Geschwülsten unseres Fachgebietes ist zu erwähnen: die Glomustumoren des Mittelohrs. Sie nehmen ihren Ausgang von dem Glomus tympanicum, das wir als ein Organ der örtlichen Blutstromregelung auffassen. Wenn es wuchert, durchbricht die Geschwulst gelegentlich das Trommelfell und kann klinisch als vascularisierter Ohrpolyp imponieren. Diesen darf man nun nicht einfach abtragen und fortwerfen, denn derartige Geschwülste führen durch ihren Pulsationsdruck zu Knochenusuren und damit zu Labyrintheinbrüchen, Einbrüchen in den knöchernen Facialiskanal und zu endokraniellen Komplikationen. Histologisch handelt es sich aber sicher um eine gutartige Geschwulst, die erfolgreich operativ entfernt werden kann. Man muß sie nur frühzeitig genug erkennen, vorzugsweise während sie noch auf die Paukenhöhle beschränkt wächst. Eine Aufklappung des Trommelfells, eine Probetympanotomie also und Probeexcision können allein größeren Schaden verhüten [24, 25, 26].

Schließlich sei noch eine Frage erörtert, die in der Rhinologie gegenwärtig zur Debatte steht: die Behandlung von malignen Nasennebenhöhlengeschwülsten. Durch ihr verstecktes Wachstum bleiben sie oft lange unerkannt. Treten sie dann klinisch in Erscheinung, zeigen sie bereits eine verzweigte Ausbreitung, die von Superinfektion begleitet wird. Deshalb läßt sich ihre tatsächliche Ausdehnung selbst tomographisch nicht einwandfrei bestimmen. Man ist auf den Operationsbefund angewiesen und leider zu oft genötigt, verzweigte Geschwulstausläufer oder das, was man notgedrungen dafür halten muß, zu verfolgen. Deshalb wird der operative Defekt manchmal größer als es nötig wäre. Das ist aber sehr unerwünscht, weil das Auge nach Möglichkeit und das Endocranium unbedingt verschont werden müssen, die eng benachbart liegen.

Man war also bestrebt, für Abgrenzung dieser Tumoren zu sorgen, bei denen es sich vorwiegend um Plattenepithel-Carcinome handelt. Histologische Serienschnittuntersuchungen an Operationsmaterial haben nun gezeigt, daß eine Röntgenvorbestrahlung diese Bedingung erfüllt. Die Geschwulst verkleinert sich erheblich, selbst drohende Wangendurchbrüche gehen zurück, aber die Schnittserien ließen auch erkennen, daß Geschwülste dieser Lokalisation trotzdem unbedingt operationspflichtig bleiben, auch wenn der Strahlenerfolg zunächst eklatant ist. Meist lassen sich nämlich in einem fibrösen Narbengewebe nach der Bestrahlung noch Geschwulstnester, sogenannte Individualzellkomplexe, nachweisen, die einen durchaus vitalen Eindruck erwecken. Die Anwendung der Strahlentherapie ist demnach nur geeignet, die Operabilität dieser Geschwülste zu verbessern. Sie lassen sich danach gut abgegrenzt en bloc im Gesunden entfernen. Heute darf man bei dieser kombinierten Therapie mit einer Heilungsquote von 45% rechnen [27, 28].

Während wir bisher nur Ergebnisse von histologischen Untersuchungen erwähnt haben, die einen Einfluß auf allgemeingültige Behandlungsrichtlinien gewinnen konnten, sollen nun noch jene berücksichtigt werden, die für den Einzelfall von Bedeutung sind. Dazu ist aber erforderlich, ganz konsequent jedes Operationsmaterial histologisch nachzuuntersuchen bzw. während der Operation von Geschwülsten die Nachbargebiete mikroskopisch zu kontrollieren, wie das an unserer Klinik geübt wird. Das Ergebnis solcher Untersuchungen wird uns oft genug veranlassen, den individuellen Behandlungsplan zu ergänzen.

Ich denke z. B. an die histologische Untersuchung der Gaumenmandeln nach Tonsillektomie, die eine Tonsillentuberkulose aufdecken kann. Diese verläuft nämlich klinisch völlig diskret und unterscheidet sich in ihren Symptomen durch nichts von einer banalen chronischen Tonsillitis. Sie ist gar nicht anders als durch histologische Nachuntersuchung zu erfassen. Der Prozentsatz eines solchen Ereignisses ist zwar gering, aber für den Patienten selbst ergeben sich therapeutische Konsequenzen, die ohne eine histologische Diagnose zu seinem Schaden unterlassen würden [29].

Oder wir müssen die obligatorische Nachuntersuchung excidierter Nasennebenhöhlenscheimhäute bei chronischer Sinusitis erwähnen. Gelegentlich kann man dabei etwas Wichtiges aufdecken. Wir sahen in einigen Fällen eine sogenannte Wegnersche Granulomatose, jene dem Formenkreis der Periarteriitis nodosa zugehörige pararheumatische Erkrankung.

Und schließlich braucht nicht jede chronische Mittelohreiterung, die unter dieser Diagnose mit Cholesteatomverdacht operiert wird, nur eine banale Entzündung zu sein. Daß ein Glomustumor dahinterstecken kann, ist schon erwähnt worden. Aber es kann sich unter den Entzündungserscheinungen mit Ohrlaufen auch ein Krebs verbergen [30].

In Krebsfällen hat die nachgehende histologische Untersuchung eine ganz besondere Bedeutung. Sie verschafft dem Operateur Gewißheit darüber, ob er im Gesunden operiert hat. Sollte das nicht der Fall sein, kann er dem Radiologen Auskunft geben, wo er seine Bestrahlungsfelder ansetzen soll, um unter den gegebenen Umständen noch optimalen Erfolg zu erzielen. Andererseits läßt man solche Fälle nicht aus der strengen Kontrolle und wird dabei vor allem jene Regionen beobachten, die histologisch nicht gesund waren, weil hier das Recidiv am ehesten zu erwarten ist.

Das gilt auch für die histologische Untersuchung von Lymphknoten der regionären Abflußbahnen. In nicht weniger als 38% der Fälle hat man Mikrometastasen in Lymphknoten bei bösartigen Larynxgeschwülsten gefunden, die klinisch unauffällig geblieben waren [31]. Umgekehrt muß uns eine Krebsmetastase in einem exstirpierten vergrößerten Halslymphknoten unbedingt veranlassen, den Primärtumor zu suchen, der in der Tonsille, dem Epipharynx oder den Nasennebenhöhlen versteckt sein kann. Mit der

Diagnose eines branchiogenen Carcinoms darf man sich in solchen Fällen nur selten zufriedengeben.

Ich hoffe, Ihnen gezeigt zu haben, wie die Histo-Pathologie die wissenschaftliche Grundlage für unsere therapeutischen Maßnahmen abgibt. Man darf aber nicht verschweigen, daß die Verhältnisse in der täglichen Praxis oft verwickelter liegen, als es nach dem Vorgetragenen erscheinen mag. Denn die mikroskopische Diagnose beruht auf der Deutung fixierter Momentbilder. Diese Deutung ist dem Wandel des pathologischen Zeitgeistes, wenn man das so nennen darf, und auch der persönlichen Auffassung und Schule des Untersuchers unterworfen. Damit braucht aber kein Schaden verknüpft zu sein, denn eine wohlbegründete histologische Diagnose ist einem Krankheitsfall, selbst bei anderer klinischer Auffassung, dienlicher als eine blinde Behandlung ohne Kontrolle. Will man die erläuterten speziellen Beziehungen zwischen den beiden Disziplinen allgemein ausdrücken, so darf man sagen: Die Histo-Pathologie, namentlich in der hier geschilderten Weise der klinischen Pathologie, hält uns bei unserem ärztlichen Handeln an zur Gründlichkeit und Wahrhaftigkeit, sie erzieht uns immer wieder zur Selbstkritik und vermag den überkritischen Arzt vor therapeutischem Nihilismus zu bewahren.

Literatur

[1] RÖSSLE, R.: Korrespondenz-Blätter d. allgem. ärztl. Vereins, Thüringen **6**, 299 (1913).
[2] NAGER, F. R. u. M. MEYER: Passow-Schäfers Beitr. **30**, 169 (1933).
[3] LEMPERT, J.: Z. Laryng. **1**, 2 (1948).
[4] —: Arch. Otolaryng. **47**, 280 (1948).
[5] ALTMANN, F. u. M. BASEK: Acta otolaryng. (Stockh.) **51**, 234 (1960).
[6] RÜEDI, L.: Pract. Oto-Rhino-Laryng. (Basel) **22**, 410 (1960).
[7] UTECH, H.: Med. Bilderdienst, Hoffmann La Roche Nr. **12**, 29 (1960).
[8] FOWLER, E.: Arch. Otolaryng. **71**, 296 (1960).
[9] LINK, R. u. K. HANDL: Arch. Ohr- usw. Heilk. u. Z. Hals- usw. Heilk. **165**, 403 (1954).
[10] HANDL, K. u. R. LINK: Arch. Ohr- usw. Heilk. u. Z. Hals- usw. Heilk. **165**, 408 (1954).
[11] HANDL, K.: Arch. Ohr- usw. Heilk. u. Z. Hals- usw. Heilk. **170**, 467 (1957).
[12] — Arch. Ohr- usw. Heilk. u. Z. Hals- usw. Heilk. **173**, 333 (1958).
[13] TIEDEMANN, R. u. K. HANDL: Arch. Ohr- usw. Heilk. u. Z. Hals- usw. Heilk. **171**, 347 (1958).
[14] BEIKERT, P.: Arch. Ohr- usw. Heilk. u. Z. Hals- usw. Heilk. **171**, 109 (1958).
[15] WOOD, F. C.: J. Amer. med. Ass. 1925, 4.
[16] VOLKSTÄDT, H.: Med. Klinik 1959, 461.
[17] HELLWIG, A.: Klin. Wschr. 1929, 1521.
[18] HOMMERICH, K. W.: Wiss. Z. d. Karl-Marx-Univ. Leipzig **9**, 326 (1959/60).
[19] NICKOL, H. J.: Mschr. f. Ohrenheilk. **93**, 73 (1959).
[20] REDON, H.: Fortschr. Kiefer- u. Gesichts-Chirurgie **3**, 206 (1957).
[21] DELARUE, J.: Ann. Anat. Path. **1**, 34 (1956).

[22] GÜNNEL, F.: Arch. Ohr- usw. Heilk. u. Z. Hals- usw. Heilk. **178**, 291 (1961).
[23] JANES, R. M.: Ann. Roy. Coll. Surg. **21**, 1 (1957).
[24] HOMMERICH, K. W.: Arch. Ohr- usw. Heilk. u. Z. Hals- usw. Heilk. **173**, 296 (1958).
[25] —: HNO-Wegweiser **7**, 222 (1959).
[26] HANDL, K. u. K. W. HOMMERICH: Arch. Ohr- usw. Heilk. u. Z. Hals- usw. Heilk. **172**, 560 (1958).
[27] LINK, R. u. K. W. HOMMERICH: Arch. Ohr- usw. Heilk. u. Z. Hals- usw. Heilk. **175**, 312 (1959).
[28] HOMMERICH, K. W.: Arch. Ohr- usw. Heilk. u. Z. Hals- usw. Heilk. **169**, 459 (1956).
[29] KINDLER, W.: in Aktuelle Fragen der inneren Medizin Bd. 1, Teil 2, Berlin: Walter de Gruyter 1952.
[30] PASCHER, W.: HNO-Wegweiser **10**, 54 (1962).
[31] OGURA, J. H. u. J. A. BELLO: Laryngoscope **62**, 1 (1952).

Aus dem Zentrallabor der Städt. Klinik für Lungenkranke Heckeshorn, Berlin-Wannsee
(Ärztl. Direktor: Dr. K. Auersbach)

Wirkungsbedingungen der Chemotherapie*

Von

K. Bartmann

Carlo Schmid hat einmal den Spezialisten als einen Menschen definiert, der von weniger und weniger mehr und mehr weiß, bis er von nichts alles weiß. In dieser Gefahr schwebt jeder, der wissenschaftlich arbeitet. Die zunehmende Verfeinerung der Methoden und die anschwellende Literatur zwingen immer stärker dazu, die eigene Arbeit auf bestimmte Probleme zu beschränken. So hat sich auf dem Gebiet der Chemotherapie ein Spezialistentum für die Behandlung der Malaria, der Lues, der Tuberkulose, der Rickettsiosen herausgebildet, um nur einige Beispiele zu nennen. Dieser bedauerlichen, aber wohl unumgänglichen Entwicklung können wir nur dadurch entgegenwirken, daß wir uns bemühen, für die einzelnen Probleme und Ergebnisse übergeordnete Gesichtspunkte zu finden, die eine zusammenfassende Betrachtung erlauben. Wenn ich Ihnen nun die allgemeinen Wirkungsbedingungen der Chemotherapie zu skizzieren versuche, dann erleben Sie also einen armen Spezialisten, der sich bemüht, dem Nichts zu entgehen, und obendrein hofft, daß seine Selbsterhaltungsbestrebungen den Zuhörern von Nutzen sind.

Bei der Therapie mit Pharmaka haben wir es im allgemeinen mit zwei Partnern zu tun, die sich gegenseitig beeinflussen: dem Medikament und dem Organismus. Bei der Chemotherapie kommt ein dritter Partner hinzu, der mit den beiden eben genannten in wechselseitige Beziehung tritt: der Erreger. Dieses Dreiecksverhältnis ist das Besondere der Chemotherapie. Wie sich diese Verflechtungen im einzelnen auswirken können, wollen wir jetzt erörtern.

Betrachten wir zunächst die Auseinandersetzung zwischen Makroorganismus und Mikroorganismus, die sich vor Beginn der Therapie abspielt (siehe Schema 1). Sie wird durch Kräfte bestimmt, die wir unter den Oberbegriffen Disposition und Virulenz zusammenfassen können. Die Disposition gibt uns den Grad der Krankheitsbereitschaft des Wirtes, die Viru-

---

* Antrittsvorlesung am 9. 7. 1962.

lenz den Grad der Pathogenität des Erregers an. Mit Rössle wollen wir vorübergehende und konstitutionelle, bleibende Dispositionen unterscheiden. Eine vorübergehende, erhöhte Disposition für Infektionskrankheiten

Schema 1

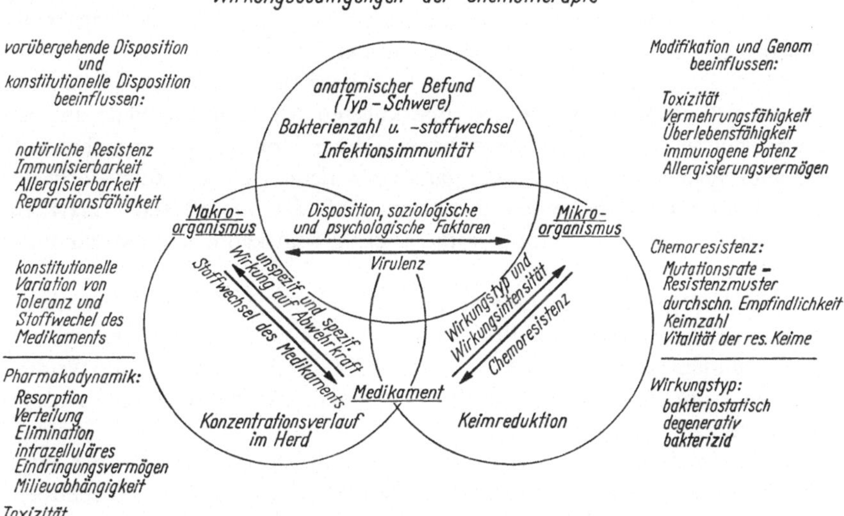

besteht z. B. bei Eiweißmangel. Experimentell zeigten dies Dubos und Schaedler an Mäusen. Mit einer Kost, die nur 8% Casein enthielt, erlagen die Tiere der Infektion viel rascher als wenn die Kost 20% Casein enthielt oder zu den 8% Casein Aminosäuren zugesetzt wurden.

Die konstitutionellen Dispositionen, die bei den Infektionskrankheiten von Bedeutung sind, betreffen die natürliche Resistenz, die Immunisierbarkeit, die Allergisierbarkeit des Organismus und die Reparationsfähigkeit des Gewebes. Ohne auf die allgemeinen und individuellen Dispositionen näher einzugehen, möchte ich das kurz an einigen Beispielen illustrieren. Die natürliche Resistenz kommt u. a. in der bacteriziden Kraft des Blutes von nichtinfizierten Individuen gegen bestimmte Keime zum Ausdruck. Ward hat Blutproben von zehn Personen mit verschiedenen Pneumokokkenmengen inkubiert und durch Abimpfung ermittelt, welche Keimmenge das einzelne Blut abtöten konnte. Während manche Blutproben noch 300000 Keime vernichteten, konnten andere nicht einmal 3 oder 30 abtöten. Die individuellen Unterschiede in der natürlichen Resistenz gegen Infektionen sind sicher ganz erheblich.

Das gleiche gilt für die Immunisierbarkeit. Aus den Untersuchungen von Prigge geht hervor, daß in einem inhomogenen Tiermaterial die am schwersten gegen Diphtherietoxin immunisierbaren Meerschweinchen gegenüber den am leichtesten immunisierbaren Tieren die 32 000fache Menge an Impfstoff benötigten, um den gleichen Impfschutz zu erwerben. Bei Inzuchtstämmen ging die Differenz bis auf 1 : 25 zurück. Unterschiede von 1 : 100 fand Jespersen an Meerschweinchen für den BCG-Impfstoff. Diese Unterschiede der Immunisierbarkeit wirken sich zweifelsohne auf die Chemotherapie aus. Denn oft wird die Entwicklung der Infektionsimmunität durch die Therapie beeinträchtigt, ist aber für den Behandlungserfolg wesentlich. Darauf komme ich noch zurück.

Als Beispiel für Unterschiede in der Allergisierbarkeit möchte ich nur die hohe Tuberkulinallergie des tuberkulösen Meerschweinchens und die kaum nachweisbare der Maus nennen. Dieser Unterschied ist sicher eine der wichtigsten Ursachen für die ganz verschiedene anatomische Form der Tuberkulose bei den beiden Tierarten. Daß der anatomische Charakter der Läsionen für die Chemotherapie wichtig sein kann, werden wir noch sehen.

Aus dem gleichen Grunde sind auch Differenzen in der Reparationsfähigkeit des Gewebes von Bedeutung. Die Heilung verlangsamt sich mit zunehmendem Alter. Nach Lecomte du Noüy-Bürger braucht eine Wunde, die sich beim Zehnjährigen in 20 Tagen schließt, beim Sechzigjährigen 100 Tage.

Gehen wir nun zur Besprechung des Mikroorganismus über (vgl. Schema 1). Der Grad der Pathogenität, die Virulenz, kann außerordentlich schwanken. Von hochvirulenten Stämmen führt bei manchen Infektionen ein einziger Keim zum Tode, während 10 oder 100 Millionen avirulente Keime vertragen werden. In Analogie zu den vorübergehenden Dispositionen gibt es vorübergehende Modifikationen der Virulenz. So stieg in Versuchen von Felty und Bloomfield die minimale tödliche Dosis eines Streptokokkenstammes für die Maus auf das Hundertfache an lebenden Zellen an, wenn das Alter der Kultur 3 Tage statt 5 Stunden betrug. Wie Untersuchungen an verschiedenen Bakterienarten gezeigt haben, ist die Virulenz aber vor allem genetisch fixiert. Bei den am besten untersuchten Pestbakterien kennt man inzwischen schon fünf Gene, die für die Virulenz wesentlich sind (Burrows). Von den verschiedenen Virulenzfaktoren, die man zu unterscheiden pflegt, sind im Zusammenhang mit der Chemotherapie diejenigen von Interesse, die das Gegenstück zu den vorhin besprochenen Eigenschaften des Makroorganismus bilden, also die Toxizität, die Vermehrungs- und Überlebensfähigkeit, sowie die immunogene Potenz und das Allergisierungsvermögen.

Die Unterschiede in der Vermehrungsfähigkeit im Organismus, die man bei Keimen verschiedener Virulenz feststellen kann, gehen u. a. auch aus eigenen Versuchen hervor. In ihnen wurde die Vermehrung von virulenten und avirulenten Tuberkulosebakterien in der Lunge von Mäusen mit quantitativen kulturellen Methoden verfolgt. Während sich in 3 Wochen die Zahl der avirulenten Keime vervierfachte, stieg die der virulenten auf das Neunhundertfache an.

Auch die Überlebensfähigkeit der Erreger im Körper variiert mit der Virulenz. Im harten tuberkulösen Käse vermehren sich, wie vor allem die eingehenden Studien CANETTI's ergaben, die Tuberkulosebakterien nicht mehr. Sie sterben allmählich ab. Hierfür ist vor allem der Sauerstoffmangel verantwortlich sowie der hohe Gehalt des Käses an niederen Fettsäuren und Milchsäure. Gegen diese Noxen sind nun in vitro virulente Tuberkulosebakterien viel resistenter als avirulente, wie DUBOS und Mitarbeiter gezeigt haben (vgl. DUBOS, 1954).

Disposition und Virulenz bestimmen den Befund bei Therapiebeginn. Vergessen wollen wir nicht soziale und psychologische Faktoren. Der Zwang zum Gelderwerb und die subjektive Einstellung des Patienten zu seiner Krankheit können den Zeitpunkt beeinflussen, zu dem der Arzt aufgesucht wird. Was aus all diesen Momenten an Wichtigem für die Chemotherapie resultiert, ist in dem oberen Kreis des Schema 1 aufgeführt, nämlich Typ und Schwere des anatomischen Befundes, Bakterienzahl und -stoffwechsel sowie die Infektionsimmunität. Der Charakter der anatomischen Läsion ist in dreifacher Hinsicht von Einfluß: 1. hängen von ihm Art und Geschwindigkeit der Heilung ab, die ihrerseits den antibakteriellen Effekt der Chemotherapie fördern oder auch beeinträchtigen können. 2. wirkt sich der anatomische Charakter der Läsion oft auf die Konzentration des Medikamentes im Herd aus und 3. beeinflußt er den Bakterienstoffwechsel. Wir kommen auf diese Punkte noch im einzelnen zurück. Ich möchte Ihnen hier nur das Gesagte durch ein Beispiel belegen. AUERSBACH und Mitarbeiter haben versucht zu analysieren, welche Faktoren das Versagen einer bestimmten Form der Chemotherapie bei kavernöser Lungentuberkulose bestimmen. Sie kamen zu dem Ergebnis, daß der Typ der Kaverne wichtiger war als ihre Größe und Zahl. Sehr große Kavernen, Doppelseitigkeit der Kavernen und Herde fanden sich am häufigsten bei den Kranken mit dünnwandigen Kavernen. Nur die Bakterienausscheidung war etwas geringer. Trotzdem befanden sich in dieser Gruppe nur 4%, bei denen die eingeschlagene Therapie nicht zum Ziel führte, in den beiden anderen Gruppen dagegen — mit pneumonischen Einschmelzungen oder dickwandigen Kavernen — 23% und 19%. Auch im Experiment läßt sich die Bedeutung des Herdcharakters demonstrieren. Ich möchte hier nur die schwere Beeinflußbarkeit des Pneumokokkenabszesses durch Penicillin einerseits, das hervorragende Ansprechen der Pneumokokkensepsis andererseits erwähnen.

Wir kommen nun zum zweiten Abschnitt, den Wechselbeziehungen zwischen Organismus und Medikament (siehe linke Seite des Schemas 1). Auf die Pharmakodynamik der einzelnen Chemotherapeutica will ich nicht eingehen. Es ist klar, daß die Gesetzmäßigkeiten, welche für Resorption,

Verteilung und Elimination gelten, ferner die Toxizität den Konzentrations-
ablauf im Herd bestimmen. Eingehen möchte ich nur auf die Variationen
dieser Gesetzmäßigkeiten, die durch die Konstitution des Organismus bedingt sind, sowie auf die Verteilung in den Organen und jene Faktoren,
die für die aktuelle Konzentration am Bakterium wesentlich sind. Wie bei
allen anderen Medikamenten sind auch bei den Chemotherapeutica die
individuellen Unterschiede in der Verträglichkeit beträchtlich. Die Dosis
letalis für die resistentesten Tiere beträgt oft das Drei- bis Sechsfache der
Dosis, die für die empfindlichsten Tiere tödlich ist.

Der Metabolismus der Medikamente im Organismus kann von Person
zu Person stark variieren, beim einzelnen aber sehr konstant sein. Am
intensivsten wurde in dieser Beziehung wohl das Isoniazid studiert. Vier oder
sechs Stunden nach einer Testdosis variieren die Serumkonzentrationen im
Verhältnis 1 : 40. Etwa 30% der weißen Rasse inaktivieren das Isoniazid
sehr rasch. Der Grad der Inaktivierung ist genetisch festgelegt. Rasche
Inaktivierung wird rezessiv vererbt. Welche Bedeutung die rasche Inaktivierung für den Erfolg der Isoniazidtherapie besitzt, ist noch nicht ab-
geklärt. Bei der heute üblichen Behandlung mit einem oder zwei zusätz-
lichen Mitteln gleichzeitig sind die raschen Inaktivatoren nicht augenfällig
schlechter gestellt. Auch bei den Malariamitteln sind Unterschiede bekannt. Als Beispiel möchte ich experimentelle Befunde von CLARKE und
THEILER bei der Hühnermalaria anführen. Die Tiere, bei denen das Blut
während der Therapie infektiös blieb, hatten bei gleicher Dosierung durch-
schnittlich etwa die halbe Plasmakonzentration von Hydroxynaphtochinon
wie die Tiere, deren Blut nicht infektiös war.

Ein paar Worte über die Verteilung der Chemotherapeutica in den
Organen. Der Gehalt im Serum ist meist relativ einfach zu bestimmen
und kann auch beim kranken Menschen ermittelt werden. Der Serum-
gehalt repräsentiert aber nicht den Gehalt in den Organen. Wie die Kurven von GSELL und EGGER für die Verteilung der Sulfonamide zeigen,
bleibt bei dieser Stoffgruppe der Gehalt in den Organen erheblich unter
dem des Blutes. Die Verteilung von Penicillin untersuchten JENSEN und
Mitarbeiter bei Meerschweinchen. Selbst nach Dosen, die zu extrem hohen
Werten im Serum führten, blieb der Gehalt in den Organen erheblich
niedriger. Nun werden aber die Sulfonamide und das Penicillin zum Teil
an das Eiweiß in reversibler Form gebunden. Der gebundene Anteil ist
unwirksam, wird jedoch mitbestimmt. Wir können daher aus diesen Kurven nicht ablesen, wie groß der Gehalt an aktiver Substanz in Serum und
Geweben tatsächlich ist. Doch auch bei Mitteln, die nur relativ wenig oder
gar nicht an Eiweiß gebunden werden wie Streptomycin bzw. Isoniazid,
kann nach einmaliger Gabe der Gehalt in den Organen zurückbleiben.
HONDA ermittelte die Verteilung von Streptomycin bei Kaninchen nach
der therapeutischen Dosis von 20 mg/kg. Dieser Versuch ist insofern be-

sonders interessant, als wir beim Menschen nach derselben Dosis im Durchschnitt fast die gleiche Kurve im Serum finden. Unter diesen Bedingungen sind zwar in der Lunge für einige Stunden wirksame Streptomycin-Mengen nachweisbar. Die Milz aber enthält so gut wie kein Streptomycin, übrigens auch beim Menschen nicht. Unter gewissen Bedingungen kann man aber doch durch Untersuchung des Serums Aussagen über die Konzentration im interstitiellen Wasser machen: man muß die Konzentration im Plasmawasser ermitteln können, und das Medikament muß wiederholt so verabfolgt werden, daß ständig eine Mindestkonzentration im Plasmawasser vorhanden ist. Bei einer solchen Dosierung wird die Minimalkonzentration des Gewebewassers gleich der des Plasmawassers. Bestimmt man diese, kennt man gleichzeitig auch die untere Konzentrationsgrenze im interstitiellen Wasser. Im interstitiellen Raum liegt nun die Mehrzahl der Erreger. Manche befinden sich allerdings innerhalb von Zellen, wo die Konzentration des Medikaments anders sein kann als im Gewebswasser.

Vorhin hatte ich erwähnt, daß die anatomische Struktur der Läsion sicher auch die Herdkonzentration beeinflußt. Bestimmt man mikrobiologisch Isoniazid im Serum und in der operierten Lunge von Tuberkulosekranken, ist folgendes zu finden: Die Kurve für das gesunde Lungengewebe schmiegt sich eng an die Serumkurve an. Die Kurve der Herdwand (Tuberkulom oder Kaverne) verläuft jedoch viel flacher; noch flacher die für den zentralen Käse.

HEVÉR und RISKÓ haben die Streptomycinkonzentrationen von Blut und Abszessen verglichen. Auch hier zeigt die Herdkonzentration ein Plateau, das einmal relativ hoch, das andere Mal niedrig liegt. Im ersten Fall ist nach einigen Stunden die Herdkonzentration höher als die Serumkonzentration. Die beiden Fälle demonstrieren außerdem, daß man bei gleichen Serumkonzentrationen nicht mit gleichen Konzentrationen im Herd rechnen darf.

Die Konzentration des Medikaments, die das Bakterium im Herd erreicht, hängt neben der Verteilung auch von anderen Faktoren ab. Erwähnen möchte ich in diesem Zusammenhang nur den Einfluß des pH, die Inaktivierung durch nekrotisch gewordenes Gewebe und das intrazelluläre Eindringungsvermögen. In entzündetem Gewebe kann ein pH von 6.5 herrschen. Die Wirkung von Streptomycin z. B. ist dann gegenüber dem physiologischen pH auf ein Fünftel reduziert (KOELZER und GIESEN), die von Chloramphenicol geringfügig erhöht (EAGLE und Mitarbeiter). Der Einfluß des pH macht sich jedoch nicht für alle Bakterienarten in gleichem Maße bemerkbar. Die Inaktivierung von Penicillin G, Streptomycin und Isoniazid durch Gewebe ist relativ gering, die der Sulfonamide dagegen hoch. Intrazellulär liegende Keime können in vivo nur durch solche Medikamente beeinflußt werden, die nach Gabe von therapeutisch verträglichen Dosen auch innerhalb der Zellen eine ausreichende Konzentration erreichen. Das Permeationsvermögen ist aber ganz verschieden (Zusammenstellung bei Shepard). Cycloserin und Isoniazid sind für phagozytierte Tuberkulosebakterien fast ebenso wirksam wie für nicht-phagozytierte. PAS, Streptomycin, Tetracyclin und Viomycin jedoch hemmen phagozytierte Keime erst in Konzentrationen, die therapeutisch nicht erreichbar sind.

Wir haben jetzt besprochen, wie der Organismus das Medikament verändert. Es ist nun darauf einzugehen, wie das Medikament den Organismus verändern kann. Das ist in unspezifischer Weise möglich durch Hebung oder Beeinträchtigung des Allgemeinzustandes. Insbesondere kann sich schlechte Verträglichkeit mancher Mittel negativ auswirken. Als spezifisch möchte ich Einflüsse auf die natürliche Resistenz und die Immunisierbarkeit bezeichnen. Wenn man die umfangreiche Literatur über diese Frage durchsieht, kommt man zu dem Ergebnis, daß derartige Einflüsse nicht mit Sicherheit nachgewiesen sind. Eine Ausnahme bildet vielleicht das Chloramphenicol. Nach Hesse scheint Chloramphenicol in vivo das Endotoxin der Salmonellen zu binden. Infolgedessen war das Endotoxin bei chloramphenicolbehandelten Mäusen weniger giftig. Da das Endotoxin auch immunisiert, besaßen die behandelten Mäuse infolge der Bindung eine geringere Immunität.

Wir kommen nun zum dritten Abschnitt, den Beziehungen zwischen Medikament und Mikroorganismus (siehe rechte Seite des Schema 1). Die Medikamente beeinflussen je nach Wirkungstyp und Wirkungsintensität die Keimzahl, worauf wir noch zurückkommen. Die Erreger können diesen Effekt durch Entwicklung einer Chemoresistenz zunichte machen. Die Geschwindigkeit, mit der sich unter dem Einfluß eines Chemotherapeuticums aus einer normal empfindlichen Bakterienpopulation eine resistente entwickelt, variiert erheblich, je nachdem, welches Medikament und was für eine Bakterienpopulation vorliegen. Ebenso die Höhe der schließlich erreichten Resistenz. Hierfür gibt es genügend Beispiele aus der Behandlung der menschlichen Infektionskrankheiten. Ich möchte nur die extrem seltene Resistenzentwicklung gegen Penicillin von Gonokokken, Pneumokokken und der Spirochaeta pallida einerseits, das häufige Resistentwerden von Staphylokokken andererseits anführen, ferner die rasche Resistenzentwicklung von Tuberkulosebakterien gegen Streptomycin oder Isoniazid und die seltene Resistenz dieser Keime gegen PAS oder Thiosemicarbazone. In vitro findet man ähnliche Unterschiede. So stieg in Versuchen von McKee und Houck bei fortlaufenden Passagen in Nährlösungen mit steigenden Konzentrationen von Penicillin die Resistenz von Staphylokokken auf das 4000—6000 fache an, die von Pneumokokken in 60 Passagen dagegen nur auf das 6-30 fache.

Ganz allgemein hat man 2 verschiedene Typen der Resistenzentwicklung unterschieden: das Vielschrittmuster, bei dem die Resistenz im

Laufe der Passagen treppenförmig ansteigt, und das Einschrittmuster, bei dem schon während der ersten Exposition eine Population von hoher Resistenz entsteht. Das Einschrittmuster findet man für sich allein oder fakultativ neben dem Vielschrittmuster. Die verschiedenen Bakterienarten und -stämme werden mit seltenen Ausnahmen gegen ein bestimmtes Chemotherapeuticum nach dem gleichen Muster resistent. Das Resistenzmuster ist daher neben den pharmakologischen Eigenschaften ein wichtiges Charakteristikum der antibakteriellen Medikamente. Für Penicillin, die Tetracycline und das Chloramphenicol z. B. gilt das Vielschrittmuster, für Streptomycin und Isoniazid das fakultative Einschrittmuster.

Die Reagenzglasversuche zeigen, daß der Makroorganismus für die verschiedenartige Resistenzentwicklung nicht von entscheidender Bedeutung ist. Die Dynamik wird in erster Linie durch den Mikroorganismus und das Medikament bestimmt.

Welches sind nun die maßgeblichen Faktoren? Für alle antibakteriellen Mittel, die man daraufhin untersucht hat, gilt folgendes: 1. in der Bakterienpopulation finden sich bereits *vor* dem Kontakt mit dem Medikament einzelne resistente Zellen, und 2. der Resistenz liegt eine Änderung des Erbgefüges, eine Mutation zugrunde. Das Medikament selektiert also nur die spontan entstandenen resistenten Mutanten, die mit der geringen Wahrscheinlichkeit von etwa 10^{-7} bis 10^{-10} pro Bakterium und Zellgeneration auftreten. Die Unterschiede in der Dynamik der Resistenzentwicklung sind infolgedessen in erster Linie durch verschiedene Mutationsraten für bestimmte Resistenzgrade bedingt. Treten Mutationen für hohe Resistenzgrade sehr selten auf, dann sind die Bakterienpopulationen, die in größeren Herden vorkommen oder mit denen wir im Reagenzglas arbeiten, zu klein, um hochresistente Mutanten zu enthalten. Die Resistenz wird sich in diesen Fällen nie nach dem Einschrittmuster, sondern nur nach dem Vielschrittmuster entwickeln können. Dessen genetische Basis ist folgende: In der ersten Passage werden durch niedrige Konzentrationen Mutanten mit geringen Resistenzgraden selektioniert. Die zweite Passage beginnt also mit einer Population von schwach resistenten Mutanten. In einzelnen Zellen mutieren nun entweder andere Resistenz-verursachende Gene oder das bereits mutierte Gen wird auf dem Wege der sekundären Mutation durch ein Allel ersetzt, das höhere Resistenz bedingt, oder aber es treten Mutationen an anderen Genloci ein, die für sich keine Resistenz verleihen, sondern nur als sogenannte Modifikationsgene die Wirkung des Resistenzgens verstärken. Diese Vorgänge wiederholen sich dann in den weiteren Passagen bzw. im Laufe der Behandlung.

Die Mutationsrate eines bestimmten Stammes für ein bestimmtes Medikament ist unter gleichen Versuchsbedingungen offenbar eine recht konstante Größe, die auch innerhalb einer Spezies von Kultur zu Kultur keine großen Abweichungen zeigt. Die Mutationshäufigkeit kann jedoch für das

5*

gleiche Medikament von Spezies zu Spezies und für den gleichen Stamm von Medikament zu Medikament erheblich variieren.

Die Mutationsrate ist keine absolute Größe, sondern von verschiedenen Faktoren abhängig, die auch in vivo wirksam sein können. Welsch beobachtete eine deutliche Abhängigkeit von der Zusammensetzung des Nährmilieus. Ferner ist der Stoffwechselzustand der Keime wichtig. Nach den Untersuchungen von Ryan treten bei sich vermehrenden Bakterien Mutationen 400 mal häufiger auf als bei nichtproliferierenden Keimen. Schließlich ist auch die Möglichkeit in Betracht zu ziehen, daß das Medikament selbst die Zahl der Mutationen beeinflußt. Streptomycin steigert anscheinend bei Chlamydomonas die Mutationsrate von nichtchromosomalen Genen (Sager und Tsubo).

Neben den rein quantitativen Differenzen in der Mutationsrate spielen aber auch die qualitativen Veränderungen der Bakterienzelle, die durch die Mutation ausgelöst werden, eine Rolle. Nicht selten ist die Vitalität der resistenten Zellen verändert. Von der Vitalität hängt aber das Tempo der Selektion ab. Die Vermehrungsgeschwindigkeit der resistenten Keime ist manchmal größer, häufiger geringer als die der Parentalzellen. Die Virulenz kann abnehmen. Regelmäßig ist dies bei hoch isoniazidresistenten Tuberkulosebakterien zu beobachten. Relativ häufig scheint Virulenzverlust auch bei penicillinresistenten Staphylokokken und Streptokokken einzutreten. Resistente Populationen weisen manchmal andere Mutationsraten auf als der sensible Ausgangsstamm. Die Resistenzentwicklung gegen weitere Medikamente kann deshalb bei einer Population, die gegen ein bestimmtes Medikament schon resistent geworden ist, anders verlaufen als bei dem Ausgangsstamm (Tsukamura).

Die Entstehung chemoresistenter Keime durch Mutation erklärt die große Bedeutung der Keimzahl für die Resistenzentwicklung. Ist die Bakterienpopulation *vor* Therapiebeginn bereits auf einen genügenden Umfang angewachsen, enthält sie resistente Mutanten, die nur noch selektioniert zu werden brauchen. Ist die Population zu Beginn klein, können Mutationen höchstens *während* der Therapie eintreten. Wachstumsgehemmte Keime haben aber, wie wir sahen, eine geringere Mutationsrate. Dadurch wird die Chance des Resistentwerdens verringert. Noch kleiner wird sie natürlich, wenn das Chemotherapeuticum die Keimzahl reduziert. Die Keimzahl, die während der Therapie erhalten bleibt, hängt auch von der durchschnittlichen Empfindlichkeit der Population ab. Diese variiert je nach Bakterienart und Medikament. Zu dieser Frage kann man natürlich nur solche Untersuchungen berücksichtigen, in denen mit kleinen Inocula ohne primär resistente Mutanten gearbeitet wurde, und die zu einer Zeit durchgeführt wurden, als die Medikamente noch nicht allgemein in Gebrauch waren, die geprüften Stämme also nicht vorher mit dem Mittel in Kontakt gekommen sein konnten. Es ergibt sich dann, daß die für

Penicillin resistentesten Staphylokokkenstämme 15—16 mal unempfindlicher waren als die sensibelsten, bei den Penicillinasebildnern sogar 67 mal unempfindlicher. Für Streptokokken und Pneumokokken betrug das Verhältnis nur 1:5 bis 1:8. Bei den Sulfonamiden variierte die durchschnittliche Empfindlichkeit von Streptokokken um den Faktor 10 (Spink und Mitarbeiter, Rantz und Mitarbeiter, Gilson und Parker).

Eine resistente Population wird sich besonders rasch entwickeln, wenn ein rein bakteriostatisches Medikament mit oszillierenden Gewebskonzentrationen auf große Keimzahlen trifft, die eine geringe durchschnittliche Empfindlichkeit aufweisen.

Bestimmt man die Empfindlichkeit der Erreger im Reagenzglas, liegt der Hemmtiter in der Regel um so höher, je größer die Bakterienpopulation ist, die man einsät. Dieser sogenannte Inoculum-Effekt beruht einmal darauf, daß wir mit größer werdendem Inoculum schließlich auch resistente Mutanten einimpfen. Er kann aber auch andere Ursachen haben. Je größer die Populationsdichte ist, desto weniger Medikament kann von jeder Bakterienzelle gebunden werden und desto eher kann es zu einer direkten oder indirekten, durch Milieuveränderungen bedingten Inaktivierung des Medikamentes kommen. Ein Beispiel hierfür sind die Penicillinasebildner (Gilson und Parker). Wurde bei penicillinasenegativen Staphylokokken die Einsaat von 9×10^2 auf 9×10^6 Keime vergrößert, stieg der Hemmtiter im Durchschnitt auf das Vierfache an. Die gleiche Vergrößerung der Einsaat führte bei penicillinasepositiven Staphylokokken zu einem Anstieg auf das 124 fache, weil die Zahl der eingeimpften Keime nun genügte, um die Penicillinkonzentration wirksam zu senken. Ein Kuriosum ist der von Saz und Eagle beobachtete paradoxe Inoculumeffekt bei schwachen Penicillinkonzentrationen. Bei drei Stämmen nahm die Zahl der auswachsenden Kolonien mit zunehmender Einsaat ab. Nehmen wir z. B. den ersten Stamm. Mit einem Inoculum von 10^6 Keimen wuchsen 35 Kolonien. Danach wäre zu erwarten, daß bei einer Einsaat von 10^8 Keimen 3500 Kolonien entstehen würden. Gefunden wurden aber nur 2 und bei der 10 fach höheren Einsaat überhaupt keine. Ein vierter Stamm zeigte dagegen unter den gleichen Bedingungen einen typischen Inoculumeffekt. Die Ursachen des paradoxen Effekts sind nicht bekannt. Es handelt sich jedenfalls nicht um eine pH-Wirkung, eine Erschöpfung des Nährbodens oder Akkumulation von Hemmstoffen, offenbar auch nicht um eine Beeinflussung des Genoms durch Transduktion oder Transformation. Wir müssen damit rechnen, daß sich der typische oder paradoxe Inoculumeffekt nicht nur in vitro, sondern auch in vivo auswirken können.

Kehren wir nun zu unserem Schema 1 zurück. Zusammenfassend können wir jetzt sagen, daß die Entwicklung einer resistenten Bakterienpopulation seitens der Erreger abhängt von der Mutationsrate, welche das Resistenzmuster bedingt, von der durchschnittlichen Empfindlichkeit der Zellen,

von der Keimzahl und von der Vitalität der resistenten Keime. Damit
haben wir *einen* der Faktoren besprochen, die für die Keimreduktion verantwortlich sind. Wir wollen jetzt auf die übrigen Faktoren eingehen, das
Medikament und den Makroorganismus.

Da wäre zunächst zu nennen, was in Schema 1 als Wirkungstyp und
Wirkungsintensität bezeichnet ist. Mit dem Begriff Wirkungstyp wird die
Art der Vitalitätsschädigung gekennzeichnet, welche Bakterien durch einen
antimikrobiellen Stoff erleiden. Wir kennen heute drei Wirkungstypen: den
bakteriostatischen, den degenerativen und den bakteriziden. Die Unterschiede gehen aus der nebenstehenden Tabelle hervor. Bakterizide Substanzen töten Keime, die nicht wachsen, die einen sogenannten Ruhestoff-
wechsel aufweisen, ab. Gleichfalls töten sie wachsende Keime ab. Die Ab-

Definition der Wirkungstypen

Stoffwechsel- zustand der Bakterien	Wirkungstyp		
	Bakteriostatisch	Degenerativ	Bakterizid
Ruhe	Kein Absterben	Kein Absterben	Absterben, Rate konzentrations- abhängig
Wachstum	Kein Absterben, konzentrations abh. Vermeh- rungshemmung	Absterben, Rate *nicht* konzen- trationsabh.[1]	Absterben, Rate konzentrations- abhängig

[1] Nach Überschreiten eines schmalen Konzentrationsbereichs oberhalb der vermeh-
rungshemmenden Dosis.

sterberate ist konzentrationsabhängig. Bakteriostatische Substanzen hemmen nur die Vermehrung. Sie beeinflussen ruhende Keime daher natürlich
überhaupt nicht und reduzieren die Zahl lebender Keime unter Wachstumsbedingungen nicht. Degenerativ wirkende Substanzen beeinflussen ruhende
Keime kaum. Sie gleichen hierin den bakteriostatischen Mitteln. Wachsende
Keime dagegen töten sie ab. Sie ähneln unter diesen Bedingungen den
bakteriziden Stoffen, unterscheiden sich von ihnen aber darin, daß die Ab-
sterberate nach Überschreiten einer unteren Grenzkonzentration *nicht* mehr
konzentrationsabhängig ist. Kurvenmäßig sieht das folgendermaßen aus
(siehe Schema 2). Die Zahl lebender Keime fällt unter dem Einfluß stei-
gender Konzentrationen einer bakteriziden Substanz A unter Ruhe- (links)
wie unter Wachstumsbedingungen (rechts) immer steiler ab. Die degenerativ wirkende Substanz C zeigt keine Wirkung auf ruhende Zellen. Wachsende Zellen dagegen sterben ab. Die Steigerung der Konzentration wirkt
sich dahin aus, daß die Latenzzeit bis zum Beginn des Absterbens verkürzt
wird. Die Absterbegeschwindigkeit jedoch bleibt unverändert, die Kurven
verlaufen daher im absteigenden Teil parallel. Wodurch ist dieser eigen-

tümliche Kurvenverlauf bedingt? HIRSCH hat ihn erstmalig beim Penicillin gefunden. Seine Interpretation ist durch spätere Untersuchungen bestätigt worden. In allgemeinster Form kann man vielleicht sagen, daß degenerativ wirkende Mittel zu einer Desintegration des Stoffwechsels der wachsenden Bakterienzelle führen, die den Zelltod zur Folge hat. Die Zellen wachsen sich förmlich zu Tode. Die Erhöhung der Konzentration kann nur die Entgleisung des Stoffwechsels beschleunigen. Dies drückt sich in einer Verkürzung der Latenzphase aus, die verstreicht, bis das Absterben beginnt. Die Erhöhung der Konzentration kann sich aber nicht auf die Absterbegeschwindigkeit, also auf die Neigung der Kurven auswirken, nach-

Schema 2

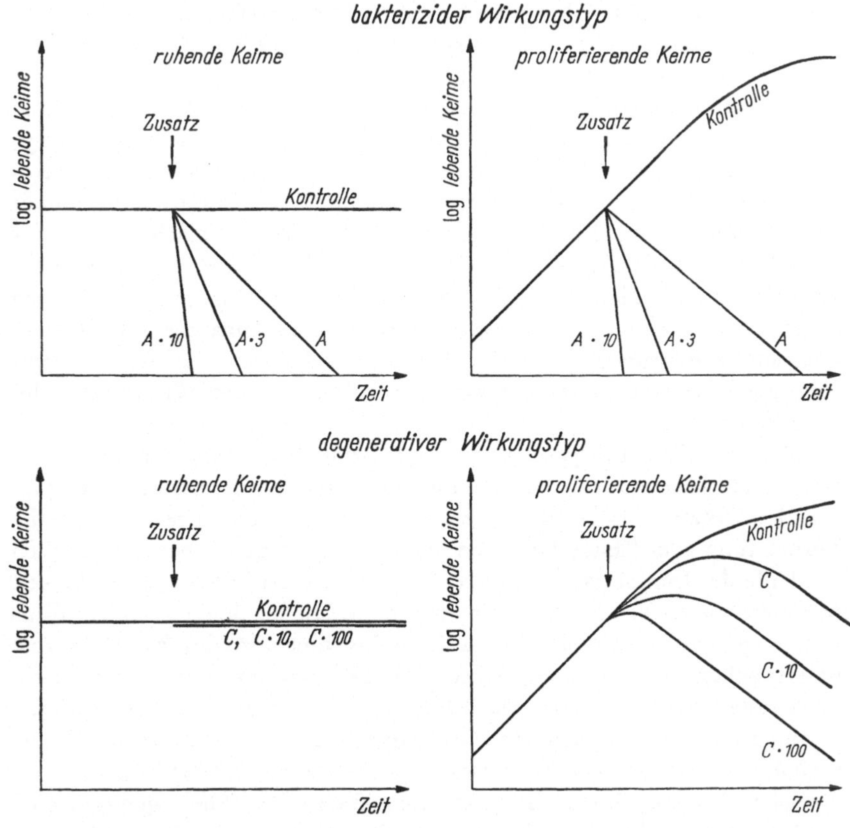

dem das Absterben begonnen hat. Denn der Absterbevorgang selbst ist etwas Sekundäres. Er verläuft eigengesetzlich. Das Medikament hat auf ihn keinen direkten Einfluß, weil sich seine Wirkung auf die Störung der Stoffwechselharmonie beschränkt.

Es ist klar, daß Substanzen mit degenerativem Wirkungstyp einen größeren therapeutischen Wert haben als rein bakteriostatische Mittel. Wenn das Medikament nur die Vermehrung der Erreger hemmt, wird ihre Vernichtung völlig dem Makroorganismus überantwortet. Wenn jedoch die wachsenden Keime unter seinem Einfluß absterben, hat der Organismus nur die ruhenden Keime zu vernichten, die auf Grund ihres Stoffwechselzustandes weitgehend therapierefraktär sind. Dies ist nur ein kleiner Bruchteil der Bakterienpopulation, der aber therapeutisch genügend Probleme aufgibt. Wir verfügen heute über mehrere degenerativ wirkende Mittel: das Penicillin, das Isoniazid, das Streptomycin. Ob die Arsenderivate bei den Spirochätosen nur degenerativ oder sogar bakterizid wirken, ist noch ungeklärt. Chemotherapeutica mit sicher bakterizider Wirkung sind bisher nicht bekannt. Die meisten anderen Mittel wirken bakteriostatisch.

Doch bedarf diese grobe Klassifikation gewisser Einschränkungen. So kann der Wirkungstyp mit dem Milieu wechseln, in dem der Hemmstoff auf die Keime einwirkt. Er kann von der Temperatur abhängig sein und von der Bakterienart. Pneumokokken z. B., die ja allgemein recht empfindlich sind, werden durch Gramicidin rasch aufgelöst, während Enterokokken durch höchste Konzentrationen nur bakteriostatisch beeinflußt werden (Dubos, 1955). Ferner sind die Übergänge zwischen bakteriostatischem und degenerativem Wirkungstyp fließend. Langfristige Bakteriostase kann schließlich auch zum Zelltod führen. Unzureichende Dosen degenerativ wirkender Mittel verhindern nur eine Zunahme der Zellzahl. Dies sind die Gründe, warum in dem Schema 1 neben dem Wirkungstyp auch die Intensität aufgeführt wurde, mit der sich der Wirkungstyp im Einzelfall realisiert.

Mit dem Wirkungstyp eng verknüpft ist die Bedeutung der Infektionsimmunität für den Erfolg der Chemotherapie. Ich sprach eben schon davon, daß der Organismus bei der Therapie mit bakteriostatischen Mitteln die Vernichtung aller Keime besorgen muß. Das ist dem Körper nur möglich mit Hilfe der Immunität. Wenn die Therapie frühzeitig einsetzt, entwickelt sich keine ausreichende Infektionsimmunität. Die bis dahin gebildete Antigenmenge ist zu gering, und ihre weitere Zunahme wird durch die Therapie unterbrochen. Die Krankheitserscheinungen verschwinden zwar rasch, doch treten nach Therapieende Rückfälle auf, und zwar um so häufiger, je früher die Therapie begonnen hat. Am deutlichsten geht dies aus Untersuchungen von Tigertt und Benenson mit Tetracyclin bei Personen mit Q-Fieber hervor. Zur Heilung der manifesten Krankheit genügte eine Therapie von 5—6 Tagen mit insgesamt 20 g. Wurde bei künstlich infizierten Personen diese Behandlung sofort nach der Infektion durchgeführt, trat die Krankheit hinterher unverändert und regelmäßig auf. Wurde die Therapie jedoch erst am Ende der Inkubation begonnen, war sie voll wirksam, weil sich inzwischen eine Immunität entwickelt hatte. Ähnliche

Erfahrungen hat man bei der Malaria, beim Tsutsugamushi-Fieber und anderen Infektionen gemacht, sowohl im Experiment wie beim Menschen.

Unter dem Einfluß degenerativ wirkender Mittel sterben die wachsenden Keime ab. Es überleben nur die ruhenden. Deren Zahl ist um so kleiner, je frischer die Infektion ist. Infolgedessen ist hier der therapeutische Effekt um so besser, je früher die Therapie beginnt. Im Experiment läßt sich die Lues durch eine frühzeitige Behandlung mit Arsenderivaten (KOLLE) oder Penicillin (MAGNUSON und ROSENAU) ausrotten, ohne daß Immunität auftritt. Mit Pneumokokken infizierte Kaninchen überstehen die an sich tödliche Infektion, ohne eine Immunität zu erwerben, wenn sie früh mit Penicillin behandelt werden (HARRISON). Das gleiche gilt für die Isoniazid-Behandlung von Tieren, die mit kleinen Mengen von Tuberkulosebakterien infiziert sind (BARTMANN). Die Immunität ist also unter optimalen Bedingungen bei der Therapie mit degenerativ wirkenden Substanzen unwesentlich. Sie gewinnt aber in dem Augenblick erhebliche Bedeutung, wo die Bedingungen nicht mehr optimal sind, bei ungenügender Dosierung oder in späteren Krankheitsstadien. Bei manchen Krankheiten, wie der Endocarditis lenta oder der Tuberkulose, kann der Organismus meist die ruhenden Keime auch nicht mit Hilfe der Immunität vernichten. In diesen Fällen müssen die degenerativ wirkenden Mittel über lange Zeit gegeben werden. Die ruhenden Keime gehen dann auch zugrunde. Entweder vermehren sie sich gelegentlich und werden in diesem Augenblick rasch abgetötet. Oder sie degenerieren allmählich, weil auch ruhende Keime einen — zwar minimalen — Baustoffwechsel besitzen (MANDELSTAM und HALVORSON), der durch das Medikament gestört wird.

Damit möchte ich schließen. Die Chemotherapie hat zahlreiche Wirkungsbedingungen, die sich untereinander beeinflussen. Daraus ergeben sich immer wieder andere Konstellationen. Diese zu erkennen und richtig zu bewerten wird uns um so besser gelingen, je klarer uns die allgemeinen Gesetzmäßigkeiten der Chemotherapie werden.

Literatur

[1] AUERSBACH, K., K. BARTMANN, G.-W. KAUFFMANN, A. KREBS, I. SCHÜTZ u. P. STEINBRÜCK: Fortschr. Tuberk. Forsch. 11, 122—192 (1961).
[2] BARTMANN, K.: TuberkArzt 16, 329—357 (1962).
[3] BÜRGER, M.: Altern und Krankheit, 3. Aufl. Leipzig: Thieme 1957, S. 50.
[4] BURROWS, T. W.: Brit. Med. Bull. 18, 69—73 (1962).
[5] CANETTI, G.: Le bacille de Koch dans la lésion tuberculeuse du poumon (Flammarion, Paris 1946).
[6] CLARKE, D. H. and M. THEILLER: J. inf. Dis. 82, 138—162 (1948).
[7] DUBOS, R. J.: The bacterial cell, Cambridge: Harvard University Press, 5. Aufl. 1955, S. 289.
[8] DUBOS, R. J.: Biochemical determinants of microbial disease. Harvard University Press, 1954.

[9] DUBOS, R. J. and R. W. SCHAEDLER: J. exp. Med. **108**, 69—81 (1958).

[10] EAGLE, H., M. LEVY and R. FLEISCHMAN: Antibiotics and Chemotherapy **2**, 563 bis 575 (1952).

[11] FELTY, A. R. and A. L. BLOOMFIELD: J. exp. Med. **40**, 703—717 (1924).

[12] GILSON, B. St. C. and R. F. PARKER: J. Bacter. **55**, 801—812 (1948).

[13] GSELL, O. u. P. EGGER: Schweiz. Med. Wschr. **76**, 1066—1068 (1946).

[14] HARRISON, P. E.: J. inf. Dis. **79**, 101—130 (1946).

[15] HESSE, H. : Dissertation, Berlin 1954, Freie Universität.

[16] HEVÉR, E. and R. RISKÓ: Acta tuberc. Scand. **38**, 40—50 (1960).

[17] HIRSCH, J.: C. R. Soc. Turque Sci. phys. et nat. **12**, 1—88 (1945).

[18] HONDA, T.: Sci. Rep. Res. Inst. Tohoku Univ. C 3, 349—362 (1953).

[19] JENSEN, K. A., P. J. DRAGSTED og J. KIAER: Ugeskrift f. Laeger: **112**, 1075—1080 (1950).

[20] JESPERSEN, A.: Acta path. microbiol. scand. **38**, 203—210 (1956).

[21] KOELZER, P. P. u. J. GIESEN: Ärztl. Forschg. **5**, I, 323—328 (1951).

[22] KOLLE, W.: Deutsche Med. Wschr. **48**, 1301—1302 (1922).

[23] MAGNUSON, H. J. and B. J. ROSENAU: Amer. J. Syph. Gon. and Ven. Dis. **32**, 418—436 (1948).

[24] MANDELSTAM, J. and H. HALVORSON: Biochim. Biophys. Acta **40**, 43—49 (1960).

[25] McKEE, C. M. and C. L. HOUCK: Proc. Soc. Exp. Biol. Med. (N. Y.) **53**, 33—34 (1943).

[26] PRIGGE, R.: Z. Hyg. **119**, 186—192 (1937).

[27] RANTZ, L. A., E. RANDALL, W. W. SPINK and P. J. BOISVERT: Proc. Soc. Exp. Biol. Med. (N. Y.) **62**, 54—57 (1946).

[28] RÖSSLE, R.: in Pathologische Anatomie, Bd. I, herausgeg. von L. ASCHOFF, 8. Aufl. Jena: Fischer 1936 „Innere Krankheitsbedingungen".

[29] RYAN, F. J.: J. gen. Microbiol. **21**, 530—549 (1959).

[30] SAGER, R. and Y. TSUBO: Arch. Mikrobiol. **42**, 159—175 (1962).

[31] SAZ, A. K. and H. EAGLE: J. Bacteriol. **66**, 347—352 (1953).

[32] SHEPARD, C.: J. Bacteriol. **73**, 494—498 (1957).

[33] SPINK, W. W., V. FERRIS and J. J. VIVINO: Proc. Soc. Exp. Biol. Med. (N. Y.) **55**, 207—210 (1944).

[34] TIGERTT, W. D. and A. S. BENENSON: Trans. Ass. Amer. Phys. **59**, 98—104 (1956).

[35] TSUKAMURA, M.: Amer. Rev. Tuberc. **77**, 346—349 (1958).

[36] WARD, H. K.: J. exp. Med. **51**, 675—684 (1930).

[37] WELSCH, M.: Atti VI. Congr. Inter. Microbiol. Bd. I, (1953) S. 325.

Aus dem Strahleninstitut der Freien Universität Berlin am Städt. Krankenhaus Westend
(Direktor: Prof. Dr. Oeser)

Leistungen und Komplikationen der Strahlentherapie*

Von

W. Schlungbaum

Die Entdeckung der Röntgenstrahlen (Röntgen 1895) und der Radioaktivität (Becquerel 1896) bzw. des Radiums (Pierre und Marie Curie 1898) am Ende des vorigen Jahrhunderts leitete den Übergang der klassischen zur modernen Physik ein, deren Grundlagen u. a. von Planck und Einstein geschaffen wurden. Die theoretische und experimentelle Physik konnte die Natur der Strahlen als einer besonderen Energieform, die durch kleinste Materieteilchen oder Energieportionen repräsentiert wird, aufklären. Schließlich entwickelte sich als besonderes Teilgebiet der Physik die Atomphysik, deren in die Praxis umgesetzte Erkenntnisse unabsehbare Folgen für die Menschheit hatten und haben. Daß sich zuerst die Waffentechnik der kernphysikalischen Erkenntnisse bemächtigt hat, ist verständlich, da die entscheidende Entdeckung der Kernspaltung durch Hahn und Strassmann kurz vor Beginn des Krieges gemacht wurde. Die Anwendung der Atombombe und ihre „Vervollkommnung" in den nachfolgenden Jahren haben die Menschheit in Furcht und Schrecken versetzt. Bei der ungeheuren Bedeutung, die die angewandte Kernenergie für die Existenz und das Gedeihen der Menschheit hat und haben wird, scheint es durchaus berechtigt, von einem Zeitalter der Atomenergie zu sprechen. Die drohende Möglichkeit des Mißbrauchs der strahlenden Energie läßt aus einem Zeitalter der Kernenergie ein Zeitalter der Strahlenfurcht werden.

Die Folgen machen sich auch in der Medizin bemerkbar, zumal eine nicht immer sachkundige Publizistik sich ausgiebig mit den Problemen der schädlichen Strahlenwirkungen beschäftigt und außerdem die medizinische Strahlenanwendung den Hauptanteil der nicht natürlichen Strahlenbelastung der Gesamtbevölkerung bildet.

---

* Nach der am. 7. 12. 1960 gehaltenen Antrittsvorlesung. — Erstveröffentlichung: Berliner Medizin **12**, 58-63 (1961).

Die letztgenannte Tatsache hat vor einigen Jahren den amerikanischen Genetiker Muller veranlaßt, festzustellen, daß zunächst nicht die Atombombe, sondern die Röntgenologen durch die das Erbgut gefährdende Strahlenanwendung die Menschheit bedrohten. Für den *radiologisch tätigen Arzt* ergibt sich aus den Kenntnissen der unerwünschten, schädlichen Strahlenwirkungen — wir sprechen euphemistisch im medizinischen Sprachgebrauch gern von Nebenwirkungen — die Forderung einer genauen Überprüfung der Indikation zur Strahlendiagnostik und -therapie in jedem Einzelfall. Darüber hinaus müssen alle möglichen Maßnahmen des Strahlenschutzes für den Kranken und natürlich auch das Personal, schließlich für die Gesamtbevölkerung getroffen werden.

Auf dem Gebiet der Röntgendiagnostik ist die Strahlenbelastung für den einzelnen relativ gering. Besondere Vorsicht ist trotzdem bei Untersuchung von Jugendlichen und Schwangeren angezeigt. Die Notwendigkeit und Unentbehrlichkeit röntgenologischer Untersuchungen ist im übrigen aber allgemein anerkannt. Kein Arzt und auch kein Kranker werden heute auf die diagnostische Anwendung der Röntgenstrahlen verzichten wollen und können.

Für die Strahlentherapie gilt das nur mit Einschränkung. Zunächst sind die hier notwendigen und deshalb angewandten Strahlenmengen — meist handelt es sich ja um die Therapie maligner Tumoren — wesentlich größer. Weiterhin hat sich die Strahlentherapie als selbständige Behandlungsmethode nicht in gleichem Ausmaß durchgesetzt wie die Röntgendiagnostik als klinische Untersuchungsmethode. Zweifellos ist die Meinung, die Strahlentherapie werde infolge ihrer begrenzten Wirksamkeit und ihrer erheblichen Schädigungsmöglichkeit nur in hoffnungslosen Fällen als „ultima ratio" angewandt, weit verbreitet. Vielfach heißt es bei Laien und auch bei Ärzten von Bestrahlungspatienten: „er konnte nicht mehr operiert werden", womit ja gesagt wird, daß in jedem Fall der operativen Behandlung der Vorrang gebührt. Bei dieser Situation ist es ärztliches Gebot, auf Grund von mehr als 60 Jahren strahlentherapeutischer Praxis zu überprüfen, welche Erfolge die Strahlentherapie aufzuweisen hat, und welche Gefahren ihre Anwendung mit sich bringt. Nur durch die Gegenüberstellung von Leistungen und Komplikationen bzw. Schäden kann die Frage beantwortet werden, ob die therapeutische Anwendung der Strahlenenergie gerechtfertigt ist.

Die Strahlentherapie im engeren Sinne, d. h. die Therapie mit energiereichen Strahlen (Lichtstrahlen, die angrenzenden Strahlen des Spektrums, Kurz- und Ultrakurzwellen bleiben dabei unberücksichtigt) beruht auf der biologischen Wirkung der Strahlenenergie. Ihr wirksames Prinzip ist die Auslösung von Anregungen und Ionisationen in den Atomen der Zellen und der Flüssigkeiten des lebenden Organismus. Für jede Ionisation ist eine bestimmte Energie erforderlich (etwa 32—35 eV). Strahlen entsprechender bzw. höherer Energie fassen wir ungeachtet ihrer Art und Qualität als ionisierende Strahlen zusammen. Hierzu gehören nicht nur die Röntgenstrahlen, sondern auch die Teilchenstrahlen moderner Maschinen wie des Betatrons und Zyklotrons und die Strahlen der radioaktiven Substanzen.

LEOPOLD FREUND in Wien war der erste, der auf Grund von Beobachtungen biologischer Strahlenreaktionen die Röntgenstrahlen bewußt therapeutisch einsetzte. Er bestrahlte 1896 ein Kind mit einem behaarten Nävus und erzielte zwar einen gewissen therapeutischen Effekt, mußte aber andererseits schwere Ulcerationen in Kauf nehmen. Weitere therapeutische Versuche blieben zunächst auf die Haut und ihre Erkrankungen beschränkt. 1899 konnten die Schweden SJÖGREN und STENBECK zwei Patienten vorstellen, die durch Röntgenbestrahlung von einem Hautcarcinom geheilt worden waren. Die erste Mitteilung über eine günstige Beeinflussung leukämischer Milz- und Leberschwellungen wurde 1902 von dem Amerikaner SENN gemacht. Damit war der Grund für die Tiefentherapie, d. h. für die Bestrahlung von in der Tiefe des Körpers gelegenen Krankheitsherden gelegt. Ein großer technischer Fortschritt war die von PERTHES angegebene Aufhärtung der Strahlen, d. h. eine Steigerung ihrer Durchdringungsfähigkeit, durch das Einschalten von Filtern.

Neben den Röntgenstrahlen wurde auch das Radium schon in den ersten Jahren des Jahrhunderts therapeutisch erprobt. Sein Hauptanwendungsgebiet lag in der Gynäkologie. Der Amerikaner ABBE war der erste, der günstige Erfolge bei der Behandlung des Collumcarcinoms mitteilte. In Schweden wurde die Methode seit etwa 1910 besonders von FORSSELL aufgebaut. In Deutschland setzten sich namhafte Gynäkologen auf dem Hallenser Gynäkologen-Kongreß im Jahre 1913 für die Strahlentherapie ein. Sie hat seitdem auf gynäkologischem Gebiet nicht an Bedeutung verloren.

Eine neue Periode der Tiefentherapie wurde mit der Begründung einer exakten physikalischen Dosimetrie eingeleitet, als 1924 BEHNKEN von der Physikalisch-Technischen Reichsanstalt nach Vorarbeiten anderer Autoren die Dosiseinheit „Röntgen" definierte, die sich bald international durchsetzte.

Mit der Möglichkeit einer exakten Dosierung eroberte sich die Strahlentherapie in den letzten 35 Jahren immer weitere Indikationsgebiete. Die Therapie jeder Geschwulstart bzw. von Tumoren jeder Lokalisation hat ihre eigene Geschichte von Mißerfolgen und Erfolgen, die durch die technische Entwicklung und kritische Wertung der Methodik geprägt wurden. Die letzten 20 Jahre brachten auf dem Gebiet der Strahlentherapie entscheidende methodisch-technische Fortschritte durch die Konstruktion von neuen Maschinen, die Strahlen bisher ungekannter Energien erzeugten, und durch die Einführung der radioaktiven Isotope. Diese bedeutete eine Erweiterung schon bekannter Behandlungsmethoden (Kontakttherapie und

Radiumpunktur). Außerdem eröffnete die Isotopentherapie aber auch grundsätzlich neue Möglichkeiten. Als Beispiel sei die Radiojodtherapie der Schilddrüsenerkrankungen genannt, bei der der Strahler unter Benutzung von Stoffwechselvorgängen an den Wirkungsort gebracht wird. Durch die Aufnahme strahlender Stoffe in den Körper (Inkorporation) entstanden andererseits wieder neuartige Probleme bezüglich unerwünschter, möglicherweise den Kranken gefährdender Nebenwirkungen.

Komplikationen — Schäden — Reaktionen nach Strahlentherapie

Mitteilungen therapeutischer Erfolge waren schon frühzeitig durch Beobachtungen von schweren Komplikationen und Strahlenschäden getrübt. Im Vordergrund standen zunächst die Reaktionen und Schäden an der Haut und den Schleimhäuten. Historisch ist von Interesse, daß schon 1902 über die Entstehung eines Hautkrebses als Folge der Strahleneinwirkung berichtet wurde (Frieben). Lange war die Reaktion der Haut der Maßstab für die Dosierung. Die sogenannte Hauttoleranz sollte nicht überschritten werden. *Strahlenreaktionen* — vom Kranken oft als Verbrennung bezeichnet — waren teilweise unvermeidbar, wenn die für den therapeutischen Erfolg notwendige Dosis appliziert werden sollte. Sie beeinträchtigen zweifellos den Allgemeinzustand und damit sicher auch die allgemeine Heilungs- bzw. Genesungstendenz. Darüber hinaus ist wahrscheinlich der Grad der Hautreaktion auch für allgemeine *Intoxikationserscheinungen*, den sogenannten Strahlenkater, verantwortlich, die manchmal sogar den Abbruch der Behandlung erforderlich machten. Mit Einführung einer exakten, physikalisch begründeten Dosierung und Durchführung der Bestrahlung mit optimaler zeitlicher Verteilung der Gesamtdosis konnten die Hautreaktionen besser unter Kontrolle gebracht werden.

Das Ausmaß der *Hautreaktionen*, unter denen wir heute die passageren, reversiblen, also nicht bleibenden Veränderungen verstehen, ist von der Dosis, der Strahlenqualität sowie der zeitlichen und räumlichen Dosisverteilung abhängig. Vom einfachen Erythem gibt es über entzündliche Veränderungen mit oder ohne Exsudation alle Übergänge zu schweren nekrotisierenden Prozessen. Die chronischen *Hautschäden*, die weitgehend irreversibel sind, imponieren als Pigmentierung, Atrophien, Gefäßveränderungen, schließlich Geschwürsbildungen und — wie schon erwähnt — Strahlenkrebs. Auf dem V. Internationalen Krankenhaus-Kongreß in Paris (1937) wurden auf Anregung des deutschen Radiologen Holfelder die Strahlenschäden normiert, d. h. es wurde festgelegt, bei welchen Erkrankungen bestimmte Schäden in Kauf genommen werden müßten. Danach sollen nach Strahlentherapie gutartiger Erkrankungen schwerere Haut-

schäden nicht auftreten. Bei Behandlung bösartiger Tumoren muß dagegen auch bei lege artis durchgeführter Bestrahlung in Einzelfällen mit
schweren Schäden, insbesondere einer Geschwürsbildung im Bestrahlungs-
gebiet gerechnet werden. Spätere methodisch-technische Fortschritte hatten
zur Folge, daß eine ausreichende Tiefendosis auch ohne wesentliche Hautschäden und Allgemeinerscheinungen appliziert werden konnte. Zu nennen
ist hier vor allem die Anwendung sehr harter (bis 3 MeV) und ultraharter
(über 3 MeV) Strahlen. Andererseits war mit der Entlastung der Haut in
stärkerem Maße als bisher die Gefahr einer zunächst unbemerkt bleibenden
Schädigung innerer Organe, z. B. des *Intestinaltrakts*, gegeben. So wurde
z. B. nach Betatronbestrahlung das Auftreten von Strahlenulcera am Darm
beobachtet. Die Toleranzgrenze vieler Organe ist niedriger als man ur-
sprünglich angenommen hatte. Bei der Bestrahlung des *Zentralnervensystems*
können nekrotisierende Prozesse auftreten, die im Gehirn Störungsherde
bilden. Sie lösen möglicherweise einen progredient deletären Verlauf aus
und können vielfach klinisch von einem Geschwulstrecidiv nicht unterschieden werden. Häufig ist nach Bestrahlung der *Thoraxorgane* das Auftreten einer akuten Reaktion, der sogenannten Strahlenpneumonitis, und
bei Übergang in ein chronisches Stadium einer Lungenfibrose. Die durch
die pulmonalen Komplikationen verminderte respiratorische Funktion
kann — bei ohnehin schon durch die Grundkrankheit bedingten gleich-
artigen Störungen — sich ungünstig auswirken. Diese Bedenken spielen
zweifellos keine ausschlaggebende Rolle, wenn durch die Bestrahlung mit
einiger Wahrscheinlichkeit eine Heilung erzielt werden kann. Wichtiger
sind sie aber dann, wenn wie bei den meisten Bronchuscarcinomen die
Heilungsaussichten gering sind und nur ein palliativer Effekt erwartet
werden kann. Ärztlicherseits ist gerade bei solchen Kranken die Möglichkeit von Komplikationen und der zu erwartende Effekt sorgfältig gegeneinander abzuwägen. Vielfach wird man sich dann eher für eine niedrigere
Dosierung entscheiden müssen.

Bei der Bestrahlung von peripheren Bronchuscarcinomen und zentralen
Tumoren mit Bronchusverschluß und dadurch bedingter Atelektase führt
eine zu intensive Bestrahlung mit zu schneller Zerstörung des Geschwulst-
gewebes zu Einschmelzungen und Abscedierungen. Sie bedeuten meist
eine Verschlechterung des Allgemeinzustandes und machen den objektiven
Bestrahlungserfolg der Eindämmung und Hemmung malignen Wachstums
hinfällig. Auch hier ergeben sich entsprechende Folgerungen für Indikationsstellung und Dosierung.

Große klinische Bedeutung haben weiterhin Schäden am *Skeletsystem*.
Die üblichen, früher ausschließlich in der Tiefentherapie applizierten sogenannten konventionellen Strahlen bis zu Energien von 250 keV werden
im Knochen bevorzugt absorbiert. Eine Dosisüberlastung führt dann zu
Nekrosen und Sequesterbildungen sowie Spontanfrakturen. Diese wurden

am häufigsten am Schenkelhals nach Bestrahlungen eines Gebärmutter-
carcinoms beobachtet. Aber auch Rippenfrakturen — bei Thoraxbestrah-
lung — und Unterkieferschäden — bei Bestrahlung von Tumoren des
Mund- und Rachengebiets waren nicht allzu selten.

Eine erhebliche Belastung für die Kranken bedeuten *Fistel*- und *Geschwürsbildungen* nach Bestrahlung gynäkologischer Erkrankungen. Bei
zweckmäßiger, oft allerdings lange dauernder Therapie, können sowohl
Blasen- als auch Mastdarmulcerationen zur Abheilung gebracht werden.
Einer sorgfältigen Überwachung und Behandlung bedürfen auch Ulcerationen im Mund- und Rachenbereich nach Bestrahlung von Kiefer-,
Mundhöhlen- und Rachentumoren. Zu den schweren Schäden muß man
auch Narbenbildungen zählen, wenn sie lebenswichtige Organe betreffen.
Ureterstenosen nach Gebärmutterbestrahlungen mit der daraus folgenden
Beeinträchtigung der Nierenfunktion gehören zu diesen gefürchteten Kom-
plikationen. Eine derartige *Ureterstenose* war Anlaß zu dem sogenannten
Strahlenurteil des Bundesgerichts, in dem gefordert wurde, daß der Radiologe
vor Durchführung der Strahlentherapie den Kranken über die möglichen
Komplikationen aufklären müsse.

Seit dieses Urteil verkündet wurde, ist die Diskussion über die Aufklärungspflicht nicht zur Ruhe gekommen. Wichtig ist hier die Tatsache,
daß die Aufklärung über die Möglichkeit schwerer Komplikationen naturgemäß die Aufklärung über die Natur der malignen Grundkrankheit erfordert, woraus sich nach ärztlicher Erfahrung eine erhebliche psychische
Belastung des Kranken mit ihren auf den Krankheitsverlauf negativ wirkenden Folgen ergibt. Nach ärztlicher Auffassung kann die Frage der
Aufklärung des Kranken nur individuell für jeden Einzelfall beantwortet
werden, während von juristischer Seite im Rahmen der derzeit gültigen
Gesetze eine allgemeinverbindliche Aufklärungspflicht angenommen wird,
von der nur in besonders begründeten Einzelfällen abgesehen werden kann.

Besondere Vorsicht ist bei *Bestrahlung Jugendlicher* erforderlich. Neben
genetischen Gesichtspunkten muß hierbei berücksichtigt werden, daß wachsende Organe besonders strahlenempfindlich sind und daß das Wachstum
durch die Strahleneinwirkung beeinträchtigt werden kann. Gefährdet sind
besonders das Knochenwachstum bei epiphysennaher Strahleneinwirkung
und die Entwicklung der Mamma bei entsprechend lokalisierter Applikation.

Komplikationen und Schäden lassen sich auf Grund der exakten Dosie-
rungsmöglichkeit zweifellos heute eher vermeiden als in den ersten Jahrzehnten der Strahlentherapie. Alle methodisch-technischen Fortschritte
dienten letzten Endes dem Ziel, die Strahlenwirkung auf den eigentlichen
Krankheitsherd zu begrenzen, hier eine ausreichend hohe Dosis zu appli-
zieren, im Gegensatz dazu aber das gesunde Gewebe in der Nachbarschaft
des Herdes nach Möglichkeit zu schonen. Bei Anwendung einer geeigneten

zeitlichen und räumlichen Dosisverteilung kann das fast immer erreicht werden. Bei der Bestrahlung mancher Organe lassen sich allerdings Komplikationen nicht vermeiden, da sie Folge der anatomischen Gegebenheiten sind. So ist bei der Bestrahlung von *Tumoren dünnwandiger Hohlorgane* stets die Gefahr der *Perforation* gegeben, wenn die Geschwulst die gesamte Wand durchsetzt hat. Der Bestrahlungserfolg, d. h. eine Zerstörung des neoplastischen Gewebes, ist dann unmittelbare und nicht zu vermeidende Ursache der oft deletären Komplikation. Derartige Perforationen werden nicht selten am Ösophagus bei Bestrahlung infiltrierender Tumoren beobachtet. Die notwendige Konsequenz ist eine besonders sorgfältige Indikationsstellung und eine vorsichtige Dosierung. Am Ösophagus kommen auch Narbenstrikturen vor, die von Tumorrecidiven differentialdiagnostisch manchmal schwer abzugrenzen sind.

Unter den Allgemeinreaktionen sind die im Verlauf einer Bestrahlungsserie zu beobachtenden *Blutbildepressionen*, besonders der Leukocyten, zu erwähnen. Sie sind Folge einer Störung der Knochenmarkfunktion. Bei üblicher Dosierung und der unbedingt notwendigen sorgfältigen Überwachung sind sie reversibel, können also diesbezüglich den Strahlenreaktionen zugeordnet werden.

Die Bildung eines *Hautkrebses* in durch ionisierende Strahlen geschädigter Haut dürfte bei richtiger Dosierung nicht mehr vorkommen. Die Entstehung eines malignen Tumors anderer Lokalisation ist bisher bei Erwachsenen weder als Folge percutaner Bestrahlung noch therapeutischer Incorporation (Radiojodtherapie) beweisbar beobachtet worden. Nach Bestrahlung der Halsregion bzw. des oberen Mediastinums bei Jugendlichen wurde ein vermehrtes Vorkommen von Geschwülsten, insbesondere Schilddrüsentumoren, beschrieben. Bei der Bestrahlung im Jugendalter ist deswegen ganz besondere Vorsicht bzw. eine Einschränkung der Indikationsstellung notwendig.

Schließlich muß noch kurz auf die Erhöhung des *Leukämie*-Risikos nach Einwirkung ionisierender Strahlen eingegangen werden. Sie scheint durch Untersuchungen der Bevölkerung, die der Atombombenstrahlung in Hiroshima und Nagasaki ausgesetzt war, bewiesen. In England fanden sich vermehrt Erkrankungen an Leukämie bei Kranken, deren Wirbelsäule wegen eines Morbus Bechterew röntgenbestrahlt worden war. Weitere wirklich gesicherte Beobachtungen liegen diesbezüglich nicht vor. Insbesondere liegt auch die Zahl der Leukämieerkrankungen bei Patienten, die mit Radiojod behandelt worden sind, bei denen also ein radioaktiver Stoff incorporiert wurde, nicht über der Erwartung für die Gesamtbevölkerung (POCHIN).

Die Möglichkeit eines *genetischen Strahlenschadens* spielt in der Strahlentherapie eine relativ geringe Rolle, da es sich bei Geschwulstkranken ja meist um ältere Menschen handelt. Im Vordergrund steht dann die vitale

Indikation. Bei jüngeren Kranken, die bestrahlt werden müssen, und bei Bestrahlung wegen gutartiger Erkrankungen muß der Radiologe die Grundsätze des Strahlenschutzes der Generationsorgane besonders sorgfältig beachten.

Leistungen der Strahlentherapie

Die entscheidende Frage für die Berechtigung und Indikation der Strahlentherapie ist nun aber die, welche Erfolge und Leistungen den Komplikationen gegenüberzustellen sind. Hierzu können aus dem großen Gebiet nur einige Beispiele herausgegriffen werden.

Unbestritten und eindeutig sind die Erfolge bei Behandlung der *Hautgeschwülste*. Basaliome und Spinaliome, d. h. also echte Plattenepithelcarcinome, sprechen fast in gleicher Weise an. Entscheidend für den Erfolg oder Mißerfolg ist die Tumorgröße. Miescher gibt für den Mißerfolg der Strahlentherapie folgende Quoten an:

	Basaliom			Spinaliom		
Größe in cm	2,0	3—5	5	2,0	3—5	5,0
Mißerfolg in %	0,2	13	30	3,5	13	47

Gut sind auch die Ergebnisse an den Übergangsstellen von Haut zu Schleimhaut bzw. an den Anhangsorganen:

Nach Ebenius werden Lippentumoren mit oberflächlichem Wachstum zu 79%, infiltrierende zu 48% geheilt[1]. Entscheidend ist auch hier die Tumorgröße:

Größe	Bis 2 cm	2—4	4—10	Über 10
Heilung in %	78	68	61	21

Die Heilungsaussichten werden durch die mit der Tumorgröße zunehmende Metastasierung erheblich beeinträchtigt. Auch das Peniscarcinom ist durch Strahlentherapie heilbar:

Im Stadium I ohne wesentliche Infiltration zu 73%, im

Stadium II mit beschränktem Tiefenwachstum zu 56% (Radiumhemmet, zit. nach Oeser).

Zu den bewährten Indikationen der Strahlentherapie gehören auch die *Tumoren des Mundes und des Rachens*. Am Zungenkörper sind die Heilungsaussichten mit 43% für Tumoren mit einem Durchmesser bis zu 3 cm noch relativ gut, bei zunehmender Größe sinken sie dann allerdings auf etwa 9%. Die absolute Heilungsziffer (Radiumhemmet) beträgt 25,5%. Gleichwertige Ergebnisse werden auch bei der Bestrahlung der Tonsillentumoren erreicht. Auch hier liegen die absoluten Heilungsziffern am Radiumhemmet

---

[1] Unter Heilung ist fünfjährige Symptomenfreiheit zu verstehen.

bei etwa 25%, was wir am eigenen Krankengut kürzlich bestätigen konnten. Vereinzelt (ZUPPINGER) wurden auch bei den schwer zugänglichen Epipharynxtumoren entsprechende Ergebnisse erzielt (31% 5-Jahres-heilungen). Ungünstiger ist die Lokalisation am Zungengrund. Hier gelingt es, nur etwa 10% der Kranken durch die Strahlentherapie zu heilen.

Ein wichtiges Indikationsgebiet der Strahlentherapie ist das *Kehlkopfcarcinom*. Gerade hier zeigt sich auch die Bedeutung einer optimalen Technik und Methodik. Lange galten nämlich Kehlkopftumoren wegen der zu befürchtenden Reaktionen und Komplikationen nicht als geeignet für die Strahlentherapie. Erst die von COUTARD angegebene Technik (Fraktionierung, Protrahierung) brachte die entscheidenden Fortschritte. Bei kleinen Stimmbandtumoren des Stadiums I, d. h. ohne Übergreifen auf die Nachbarschaft und mit erhaltener Funktion, fanden OESER 77—84%, LEDERMAN 77% Heilungen, beim Stadium II OESER 50%, LEDERMAN 55%. Ungünstiger sind dagegen die Hypopharynxtumoren mit 14% Heilungen bei ZUPPINGER (Inselspital Bern) und 16% bei HULTBERG (Radiumhemmet).

Im Gebiet des Mundes und des Rachens können Strahlentherapie und Chirurgie annähernd gleichwertige Ergebnisse aufweisen. Inwieweit eine Kombination der Methoden bessere Erfolge erzielt, läßt sich noch nicht endgültig übersehen.

Zu den wichtigsten Indikationsgebieten der Strahlentherapie gehört zweifellos das *Collumcarcinom*. Übersichtsstatistiken aus den Krebszentren aller Länder zeigen, daß es insgesamt in etwa knapp 50% der Fälle geheilt werden kann. Dabei sind die Ergebnisse chirurgischer und kombinierter Behandlung nicht besser als die reiner Strahlentherapie. Der Einfluß der Einstellung einer Klinik zur Frage Operation — Strahlentherapie auf die Behandlungsergebnisse ist also relativ gering, wenn beide Methoden optimal beherrscht werden. Als Beispiel der guten Ergebnisse ist eine kürzlich mitgeteilte Übersicht aus der Frankfurter Frauenklinik anzuführen (Tab. 1).

Auch beim *Corpuscarcinom* hat die Strahlentherapie Erfolge aufzuweisen. So berichtet SCHWENZER aus der Frankfurter Universitätsfrauenklinik über fast 40% Heilungen bei Strahlentherapie. Dabei ist zu beachten, daß im allgemeinen operiert wurde (über 81% Heilungen) und nur die ungünstigeren Fälle radiologisch behandelt wurden, ein direkter Vergleich der Heilungsziffern ist also nicht möglich.

Mamma- und Bronchuscarcinom gehören dagegen in erster Linie in die Hand des Chirurgen, wenn auch Heilungen der Mammatumoren, vereinzelt auch von Bronchusneoplasien durch alleinige Strahlentherapie, besonders von französischen Autoren (BACLESSE u. a.) mitgeteilt worden sind. Über die Bedeutung und Erfolge der Kombinationsbehandlung kann ein eindeutiges Urteil noch nicht gefällt werden.

Eine *elektive Tumortherapie*, wie sie das Ideal des Strahlentherapeuten ist, d. h. also eine weitgehende Konzentration der Strahlenenergie im Er-

6*

folgsorgan, ist leider bisher nur selten möglich. Die großen, in dieser Beziehung auf den Einsatz der radioaktiven Isotope gesetzten Hoffnungen haben sich nur in Ausnahmefällen erfüllt. Hierzu gehören die vereinzelten Erfolge der Radiojodbehandlung von Schilddrüsencarcinomen und ebenso

Tabelle 1.

5-Jahresheilungen bei Kollumcarcinom nach chirurgischer (Op.) *und radiologischer* (Rad.) *Behandlung in der Frankfurter Universitätsfrauenklinik* nach Schwenzer

Kollum-Karzinom (5-Jahresheilung)

Jahrgang	Frauenklinik Frankfurt (M.)			Überwiesen			Summe
	Op.	Rad.	Ges.	Op.	Rad.	Ges.	
1945—1954	229	1466	1695	278	47	325	2020
Anzahl der Behandelten	(13,5%)	(86,5%)	(100%)				
Nicht behandelt							2
Davon geheilt	161	553	714	125	9	134	848
	(70,3%)	(37,7%)	(42,1%)	(45%)	(19,1%)	(41,2%)	(42,0%)
1950—1954							
Anzahl der Behandelten	129	598	727	124	12	136	863
	(17,7%)	(82,3%)	(100%)				
Geheilt	102	248	350	66	3	69	419
	(79,1%)	(41,5%)	(48,1%)	(53,2)	(25%)	(50,7%)	(48,5%)
1953/1954							215
Geheilt							121
							(52,1%)

natürlich — bei Anwendung geringerer Dosen — die erfolgreiche Radiojodtherapie der Hyperthyreose. Als Beispiel für die Heilung eines *Schilddrüsencarcinoms* sei eine Kranke angeführt, die kombiniert chirurgisch-radiologisch behandelt wurde. Nach weitgehender Entfernung des Primärtumors erhielt sie, nachdem inzwischen eine Femurmetastase festgestellt worden war, Radiojod. Ein Tumorrecidiv trat bei der 1954 behandelten Patientin nicht auf. Auch die Metastase bildete sich zurück.

Große, allerdings leider nur vorübergehende Erfolge hat der Strahlentherapeut bei der Behandlung der pathogenetisch noch nicht endgültig eingeordneten malignen *Hämoblastosen* und *Lymphomatosen*. Hier ist als neue Behandlungsmethode in letzter Zeit die Chemotherapie in die Praxis eingeführt worden. Die besten Einzelergebnisse können wahrscheinlich durch eine jedem Einzelfall anzupassende Kombination beider Methoden erzielt werden.

Eine große Anzahl der an einem malignen Tumor leidenden Kranken muß leider von vornherein als unheilbar angesehen werden, sei es, daß der Primärtumor zu groß ist, sei es, daß eine nicht zu beherrschende Metastasierung vorliegt. Auch hier hat die Strahlentherapie — als *Palliativ-methode* — ihre große Bedeutung. Ich möchte nur an die erfolgreiche, den Kranken von seinen Schmerzen befreiende Bestrahlung von Knochenmetastasen oder die Öffnung eines durch das Geschwulstwachstum verschlossenen Bronchus erinnern. Ulcerierende Tumoren, z. B. an der Mamma, die die Kranken stark belästigen, können vielfach zur Rückbildung mit Überhäutung des Defektes gebracht werden. Sicher kann in vielen Fällen eine Eindämmung und Verlangsamung des Geschwulstwachstums erzielt werden.

Wägt man nun nach diesen Beispielen *Leistungen* und *Komplikationen* der Strahlentherapie gegeneinander ab, so fällt primär die Tatsache, daß ein hoher Prozentsatz strahlentherapeutisch behandelter Kranker mit bösartigen Geschwülsten geheilt und ein weiterer gebessert werden kann, entscheidend ins Gewicht. Da die Indikation zur Behandlung eines malignen Tumors unter Berücksichtigung des Allgemeinzustandes vital ist, muß man auch Komplikationen in Kauf nehmen. Das gleiche gilt ja für die Chirurgie mit ihrer Operationsgefährdung und den Folgeerscheinungen eines operativen Eingriffs. Von großer Bedeutung ist nun aber die Frage, ob im Einzelfall die strahlentherapeutische Methode für den Kranken die beste ist oder ob anderen Methoden bei der Indikationsstellung der Vorzug gegeben werden sollte.

Bei der Behandlung maligner Geschwülste haben bisher, abgesehen von den schon genannten Ausnahmefällen, in denen die Chemotherapie wirksam ist, nur Chirurgie und Strahlentherapie Heilungserfolge aufzuweisen. Auf manchen Gebieten ist es unbestritten, welcher der beiden Methoden der Vorrang gebührt. So gehören die Geschwülste des Magen-Darm-Traktes in die Hand des Chirurgen. Andererseits gebührt der Strahlentherapie bei der Behandlung der Geschwülste der Haut und ihrer Anhangsgebilde der Vorrang. Diesbezüglich sagte schon 1907 der Chirurg v. BRUNS: „Die Röntgenbehandlung dauert zwar länger als die Operation mit dem Messer, aber sie erspart jede Operation, was namentlich bei alten Leuten entscheidend sein kann, und hinterläßt ungleich schönere Narben."

Bei einer großen Anzahl von Geschwulstkranken ist aber eine Entscheidung nicht schematisch zu treffen. Nur aus einem großen Erfahrungsgut läßt sich für manche Tumoren und manche Stadien der Tumorausbreitung im einzelnen die Bevorzugung dieser oder jener Therapieform ableiten. Der große Vorteil der Strahlentherapie besteht darin, daß die Funktion nur wenig beeinträchtigt wird, und daß in günstigen Fällen auch anatomisch eine Restitutio ad integrum erzielt werden kann. Wenn es z. B. gelingt, Zungen- oder Kehlkopftumoren allein radiologisch, d. h. also ohne größeren operativen Eingriff zu heilen, ist das funktionelle Ergebnis im allgemeinen optimal. Chirurg und Strahlentherapeut müssen eng zusammen arbeiten. Sine ira et studio sollten in jedem Einzelfall Vor- und Nachteile der therapeutischen Methode *vor* Einleitung der Behandlung besprochen und gegeneinander abgewogen werden. Auch die Kombination beider Methoden bedarf einer Absprache. In manchen Kliniken ist eine derartige Zusammenarbeit in vorbildlicher Weise erreicht worden. Beispielgebend ist so seit Jahrzehnten das von Forssell begründete und von ebenbürtigen Nachfolgern geleitete Radiumhemmet in Stockholm. Besonders wichtig ist die Zusammenarbeit auf dem hals-nasen-ohrenärztlichen Fachgebiet. Auch hier sollte bei den bei vielen Tumoren bzw. Tumorstadien annähernd gleichwertigen Ergebnissen chirurgischer und radiologischer Therapie jeder Kranke nach Möglichkeit vor der Einleitung der Behandlung gemeinsam untersucht und der Behandlungsplan in allen Einzelheiten festgelegt werden.

Vielfach ist die Auswahl der therapeutischen Methode im wesentlichen von persönlichen Eindrücken des behandelnden Arztes abhängig. So unterscheidet sich die Operationsfrequenz in verschiedenen deutschen Kliniken beim Collumcarcinom ganz erheblich, wie die nachfolgende Tab. 2 zeigt. Daß hierdurch — auf diesem Indikationsgebiet — die Heilungsergebnisse nur wenig beeinflußt werden, wurde schon betont.

Tabelle 2

Operationsfrequenz bei Kollumcarcinom an verschiedenen deutschen Kliniken (1947—1951)
(Nach Schwenzer)

München	0%	
Göttingen	5,1%	
Tübingen	8,0%	
Frankfurt	12,5%	
Heidelberg	13,6%	des Krankengutes
Würzburg	34,5%	
Leipzig	38,5%	
Jena	52,8%	
Wuppertal	55,2%	

Leider ist die Wertung der Methoden nicht immer rein sachlich und unabhängig von Zeitströmungen. So wurde kürzlich mitgeteilt, daß in Amerika auf manchen Spezialgebieten die Frage der Indikationsstellung — Chirurgie oder Strahlentherapie — drei Stadien durchlaufen habe: Zunächst Überwiegen der Chirurgie, dann Zurückdrängen der Chirurgie durch die technisch sich immer mehr vervollkommnende Strahlentherapie, schließlich Wiederhinwenden zu radikalster Chirurgie, die insbesondere durch die modernen Narkoseverfahren ermöglicht worden ist. Charakteristisch ist aber die für diesen letzten Schritt zusätzlich gegebene Begründung: daß nämlich die Grenzen der Strahlentherapie, auch ihrer modernsten Formen und darüber hinaus — ich zitiere — „die ausgesprochene Lebensgefährlichkeit kritiklos angewandter Bestrahlung" erkannt worden wären. Diese Formulierung ist zwar wörtlich genommen richtig, in ihrer Grundeinstellung aber stark persönlich gefärbt und nicht sachlich. Kritiklos angewandte Therapie ist ja in jedem Fall von Übel, das gilt auch für die radikalen Methoden der Chirurgie, deren Bedeutung hier keineswegs bestritten werden soll. Erstrebenswert ist die kritische Überprüfung der Indikationsstellung und der Leistung verschiedener therapeutischer Methoden bei kunstgerechter Anwendung.

Bei der bisherigen Gegenüberstellung von Leistungen und Komplikationen der Strahlentherapie blieben andere Methoden und Indikationen unberücksichtigt. Die Problematik des Abwägens der Nachteile und der Erfolge ist nicht gegeben, wenn die angewandten Dosen keinerlei nachweisbare Schäden verursachten. Bei Besprechung der Leistungen kann es aber nicht unerwähnt bleiben, daß die Bestrahlung mit kleinen Dosen als sogenannte *funktionelle Strahlentherapie* oder *Entzündungsbestrahlung* große Erfolge aufzuweisen hat. Sie beruht nach heutiger Ansicht im wesentlichen auf einer Beeinflussung des vegetativen Nervensystems und einer Regulierung seiner Dysfunktion. Die Erfolge der Strahlentherapie bei Arthrosen und Spondylosen sind unbestritten. Der subjektive Erfolg einer Schmerzbesserung oder gar -beseitigung führt zu funktioneller Besserung, wenn auch die objektiv-anatomischen Befunde unbeeinflußt bleiben. Da, wie schon gesagt, niedrige Dosen angewandt werden, treten Komplikationen und Schäden nicht auf, so daß sich in diesem Rahmen weitere Erörterungen erübrigen.

Zusammenfassung

Mit Hilfe der Strahlentherapie kann eine große Anzahl der an einer bösartigen Geschwulst leidenden Kranken geheilt werden, sei es durch Bestrahlung allein oder in Kombination mit einem chirurgischen Eingriff. Weiterhin kann die Strahlentherapie — als palliative Behandlungsmethode — dazu beitragen, einem unheilbar Kranken subjektive und objektive Besserung zu bringen. Unbestreitbar sind auch die Erfolge der funktionellen Strahlentherapie. Andererseits lassen sich Komplikationen und Schäden bei Behandlung maligner Tumoren nicht immer vermeiden, wenn auch diese Gefahr durch individuelle Dosierung in Verbindung mit methodisch-technischen Fortschritten in den letzten Jahrzehnten verringert werden konnte. In jedem Fall muß der Strahlentherapeut den zu erhoffenden Behandlungserfolg und die möglichen Komplikationen sorgfältig gegeneinander abwägen. Die optimale Geschwulstbehandlung ist nur bei engster Zusammenarbeit des Chirurgen und des Strahlentherapeuten möglich. Im einzelnen liegt die Verantwortung für die Dosisverteilung und Dosierung allein beim Strahlentherapeuten. Ebenso wie eine Überdosierung muß andererseits auch eine auf übertriebener Furcht vor Strahlenschäden beruhende Unterdosierung vermieden werden. Insofern gilt der vielfach zitierte Satz „primum nil nocere" als Richtschnur ärztlichen Handelns nur mit Einschränkung. Der deutsche Radiologe CHANTRAINE hat einmal gesagt, Strahlentherapeuten, die sich allzu häufig darauf beriefen, meinten in Wirklichkeit: nur keine Scherereien haben. Einschränkungslos gilt dagegen für den Strahlentherapeuten und seine Zusammenarbeit mit den anderen Fachdisziplinen der ärztliche Leitsatz „salus aegroti suprema lex".

Literatur

[1] ABBE (1905) = zit. nach SCHINZ.
[2] BACLESSE, F.: Amer. J. Roentgenol. **62**, 311 (1949); Radiol. clin. (Basel): **19**, 284 (1950).
[3] v. BRUNS: zit. nach SCHINZ.
[4] COUTARD: zit. nach SCHINZ.
[5] EBENIUS, B.: Acta radiol. (Stockholm), Suppl. Bd. 48, 1943.
[6] FORSSELL, G. (1911): zit. nach SCHINZ.
[7] FREUND, L. (1896): zit. nach SCHINZ.
[8] FRIEBEN (1902): zit. nach SCHINZ.
[9] HOLFELDER, F.: V. Internat. Krankenhaus-Kongreß Paris 1937.
[10] HULTBERG, S.: Brit. J. Radiol. **26**, 224 (1953).
[11] LEDERMAN, M.: Brit. J. Radiol. **25**, 462 (1952).
[12] MIESCHER, G.: Schweiz. med. Wschr. 982 (1941).
[13] MIEHLKE, A.: Wiss. Zschr. d. Karl-Marx-Universität Leipzig; Math.-naturwiss. Reihe **9**, 311, Heft 3 (1959/60).
[14] OESER, H.: Strahlenbehandlung der Geschwülste. München-Berlin: Urban & Schwarzenberg 1954.
[15] PERTHES: zit. nach SCHINZ.
[16] POCHIN, E. E.: Brit. med. J. **2**, 1545 (1960).
[17] SCHINZ, H. R.: 60 Jahre medizinische Radiologie. Stuttgart: G. Thieme 1959.
[18] SCHLUNGBAUM, W. u. K. DEUMIG: Dtsch. med. Wschr. 400 (1962).
[19] SCHWENZER, A. W.: Dtsch. med. Wschr. 1786 (1960).
[20] SENN, N. (1902): zit. nach SCHINZ.
[21] SJÖGREN, T. u. T. STENBECK: Sitzung der Gesellschaft der Schwedischen Ärzte am 19. 12. 1899, zit. nach SCHINZ.
22] ZUPPINGER, A.: Strahlentherapie **74**, 392 (1944).

Aus der I. Inneren Abteilung des Städt. Krankenhauses Berlin-Moabit
(Chefarzt: Prof. Dr. med. O. Bayer)

Zur Klinik der Adaptationsvorgänge am Herzen*

Von

H. H. Wolter

Das Herz und der periphere Blutkreislauf des Menschen besitzen in einem hohen Maße die Fähigkeit, sich bei wechselnden Lebensbedingungen an die Erfordernisse des Organismus anzupassen. Das biologische Prinzip der Adaptation erstreckt sich auf alle Entwicklungs- und Wachstumsstadien. Schon mit der Geburt kommt es zu einer ersten grundlegenden Umstellung des Blutkreislaufs von der fötalen Situation auf die Verhältnisse des postnatalen Lebens, in dem der Lungenkreislauf die Funktionen des Gasaustausches übernimmt. Zusammen mit dem Verschluß des Ductus arteriosus Botalli entwickelt sich eine Senkung des Lungenarteriolenwiderstandes mit kontinuierlicher Abnahme des Pulmonalarteriendruckes. Die Anpassung an die neue hämodynamische Situation geht mit tiefgreifenden Umbauvorgängen am Herzen und den Gefäßen einher, welche naturgemäß eine längere Entwicklungszeit benötigen. Von der hier vorliegenden Form einer Daueradaptation, die in einem Wandel der Morphologie gipfelt, sind die momentanen funktionellen Umstellungen des Kreislaufs abzugrenzen, die während des ganzen Lebens der regulativen Anpassung an den jeweiligen Bedarf der Peripherie dienen. Beispiele hierfür sind die Anpassung des Blutdruckes und des Herzminutenvolumens an Ruhe- oder Belastungsbedingungen sowie die orthostatische Regulation. Beide Grundprinzipien, die langsame morphologische Anpassung und die schnell ablaufende Kreislaufregulation, sind aber keineswegs nur auf den physiologischen Bereich beschränkt. Unter pathologischen Verhältnissen nehmen vielmehr die Anforderungen an die Adaptationsleistungen erheblich zu. Alle Mehrbelastungen, welche durch abnorme hämodynamische Situationen hervorgerufen werden, müssen durch das Herz und das Gefäßsystem zusätzlich ausgeglichen werden.

---

* Antrittsvorlesung, 5. Juni 1961. — Erstveröffentlichung: Berliner Medizin
12, 349 (1961)

Aus dem großen Gebiet der im Blutkreislauf wirksamen Adaptationsvorgänge sollen im folgenden nur diejenigen Mechanismen herausgegriffen werden, die sich ausschließlich am Herzen selbst abspielen. Für den Kliniker, der sich mit der Symptomatologie der Adaptationen, beispielsweise einer Größenzunahme des Herzens oder seiner veränderten Schlagfolge auseinanderzusetzen hat, ist es dabei wichtig, die reinen Anpassungsvorgänge von den teilweise sehr ähnlichen Veränderungen zu unterscheiden, die bereits Ausdruck eines Herzversagens sind.

Im Rahmen der allgemeinen Adaptationsleistungen des Kreislaufs hat das Herz selbst die Aufgabe, seine Förderleistung an den jeweiligen Bedarf anzupassen. Dabei muß es Arbeit leisten, worunter man im physikalischen Sinne das Produkt aus seiner Druckentfaltung und dem weiterbeförderten Blutvolumen versteht. Die Adaptation des Herzens kann also in jedem Falle nur darin bestehen, entweder ein verschieden großes *Blutvolumen in der Zeiteinheit* zu fördern oder zur Überwindung von Kreislaufwiderständen einen mehr oder weniger hohen *Druck* zu entfalten. Das Herz ist suffizient, solange es in der Lage ist, durch die Ausnutzung der ihm selbst eigenen Reservekräfte den Bedürfnissen der Peripherie Rechnung zu tragen. Kann der periphere Blutbedarf, insbesondere bezüglich der Sauerstoffversorgung des Gewebes nicht mehr gedeckt werden, oder wird das von der venösen Seite dem Herzen angebotene Blut nicht mehr vollständig weiterbefördert, so ist der Zustand der Herzinsuffizienz eingetreten.

Unter den zahlreichen Anpassungsvorgängen, über die das Herz verfügt, sind zwei grundsätzlich verschiedene Formen zu unterscheiden:

1. die funktionelle Anpassung
2. die morphologische oder strukturelle Anpassung.

Die ersten Beobachtungen über eine *funktionelle Anpassung* des Herzens gehen auf das Jahr 1884 zurück. Howell und Donaldson [*13*] kamen damals zu der grundlegenden Erkenntnis, daß das Hundeherz in der Lage ist, seine systolische Förderleistung an das venöse Blutangebot anzupassen. Die Grundeigenschaften des Herzmuskels, auf denen dieser Vorgang beruht, wurden aber erst von Otto Frank [*6*] im Jahre 1895 naturwissenschaftlich analysiert. Frank deckte die mathematischen Beziehungen auf, welche zwischen der elastischen Vordehnung der Herzmuskulatur und der im Anschluß hieran von ihr entwickelten Kraft bestehen. Seine Ergebnisse die er am Froschherzen gewann, konnte Wiggers [*29*] im Jahre 1914 auch für das Hundeherz bestätigen. Innerhalb des gleichen Jahres haben sowohl Straub [*26*] in Deutschland als auch Patterson, Piper und Starling [*18, 24*] in England die Befunde erhoben, welche heute in Verbindung mit den Ergebnissen von Frank im „Frank-Straub-Starlingschen Herzgesetz" zusammengefaßt sind. Starling konnte in der besonders übersichtlichen Versuchsanordnung seines Herz-Lungen-Präparates zeigen, daß die definierte Steigerung des venösen Blutangebotes zu einem quantitativ nachweisbaren Anwachsen des Herzschlagvolumens führte. Die zahlenmäßigen Beziehungen, welche zwischen der Kammerfüllung einerseits und der Auswurfleistung andererseits bestehen, werden durch die sogenannten Starling-Kurven ausgedrückt.

Ähnlich wie sich das Herz auf diese Weise an den venösen Zustrom anpaßt, kann es sich auch an eine primäre Erhöhung des Austreibungswiderstandes adaptieren. Wird zum Beispiel der systolische Blutauswurf des Herzens plötzlich behindert, so bleibt bei jeder Aktion etwas mehr Blut im Ventrikel zurück, sein Restblut steigt an. Hierdurch wird die diastolische Vordehnung der Myokardfasern größer, ihre Kraftentfaltung bei der folgenden Kontraktion erhöht und damit das Hindernis ausgeglichen. Bei diesen beiden Anpassungsvorgängen im Sinne des Herzgesetzes handelt es sich letztlich um den Ausdruck einer Muskeleigenschaft, die nach den Ergebnissen von TAESCHLER und BING [27] wahrscheinlich an die Aktinomyosinfaser selbst gebunden ist.

Dieser muskeleigene Mechanismus der Adaptation wurde über viele Jahre für das im Kreislauf allein wirksame Prinzip gehalten. Spezielle röntgenologische Untersuchungen des Herzens, wie sie vor allem von DIETLEN und MORITZ [4, 5, 17] in den Jahren 1900 bis 1910 sowie später von REINDELL [19, 22] und seiner Arbeitsgruppe durchgeführt wurden, ließen aber Zweifel an der uneingeschränkten Gültigkeit des Frank-Straub-Starlingschen Herzgesetzes aufkommen. Vor allem REINDELL und seinen Mitarbeitern gebührt das Verdienst, die Leistungsanpassung des gesunden Herzens weitgehend aufgeklärt zu haben. Er konnte den Beweis dafür erbringen, daß das Herz des Gesunden, vor allem das des Sportlers, die Vergrößerung seines Schlagvolumens unter Arbeitsbedingungen nicht über eine vermehrte Ausgangsfüllung vollbringt, wie dies nach dem „Herzgesetz" zu erwarten wäre. Das Herz bleibt vielmehr auch unter Arbeitsbedingungen in der Diastole gleich groß oder es verkleinert sich sogar. Wenn das Herz trotzdem seine systolische Auswurfleistung unter Belastungsbedingungen vergrößert, so geschieht dies über eine tiefere Kontraktion der Ventrikelmuskulatur, wobei die Herzkammern in ihrer systolischen Endstellung kleiner werden. Das Restblut, welches nach der Kontraktion im Ventrikel zurückbleibt, nimmt also ab. Auf Grund dieser Ergebnisse kann gesagt werden, daß ein Herz, welches im Verband des Organismus arbeitet, Reservekräfte mobilisieren kann, die unabhängig vom Frank-Straub-Starlingschen Herzgesetz wirksam werden.

Unter den funktionellen Anpassungsvorgängen ist die Änderung des Herzschlagvolumens, von der bisher die Rede war, nicht das einzig mögliche Regulativ. Steigerungen des wirksamen Minutenvolumens können auch durch eine Vermehrung der Schlagzahl, also durch die Steigerung der Herzfrequenz, hervorgerufen werden. Eine kritische Grenze für diese Form der Regulation liegt allerdings für das normale Herz bei einer Frequenz von etwa 180 Schlägen in der Minute [10]. Wird dieser Wert überschritten, so fällt das Minutenvolumen des Herzens durch eine allzu starke Verkürzung der diastolischen Füllungsdauer der Ventrikel rapide ab.

Unter pathologischen Bedingungen gehen die Adaptationen des Herzens meist weit über die besprochenen funktionellen Umstellungen hinaus. Die dauerhafte Mehrleistung, wie sie beispielsweise durch einen Klappenfehler hervorgerufen wird, erfordert eine *morphologische bzw. strukturelle Anpassung* im Sinne der Muskelhypertrophie oder der adaptativen Dilatation. Solange hierdurch ein Ausgleich der abnormen hämodynamischen Situation herbeigeführt und die Leistung des Herzens an den peripheren Blutbedarf angepaßt wird, wird von einer Kompensation des Fehlers gesprochen.

Unter dem Begriff der Herzdekompensation versteht man hingegen das Nachlassen dieser Ausgleichsvorgänge mit dem Übergang in den Zustand der Herzinsuffizienz. Die beiden Bezeichnungen „Dekompensation" und „Herzinsuffizienz" dürfen jedoch nicht als Synonyme gebraucht werden. Die Dekompensation setzt in jedem Falle eine voraufgegangene Kompensationsbestrebung des Herzens voraus. Nicht bei jeder Herzerkrankung, die zur Insuffizienz führt, kommt es aber zur Ausbildung kompensatorischer Veränderungen. Wird beispielsweise infolge einer schweren diffusen Myokarditis das Kammermyokard primär so schwer geschädigt, daß es aus diesem Grunde dilatiert, so ist die damit verbundene Vergrößerung des Herzens der alleinige Ausdruck seines Versagens, nicht aber der einer kompensatorischen Erweiterung des Kammerraumes. Hieraus ergibt sich die klinische Konsequenz, daß bei jeder Größenänderung des Herzens danach unterschieden werden muß, ob diese einen kompensatorischen, also adaptativen Charakter besitzt oder ob sie das Zeichen des Versagens ist.

Die Einteilung und Bewertung der morphologischen Anpassungsvorgänge des Herzens wurden in jüngster Zeit durch die Untersuchungen von LINZBACH [16] wesentlich gefördert. Nach seiner Normenklatur sind zu unterscheiden:

1. die Druckhypertrophie;
2. die Volumenhypertrophie des Herzens.

Das kompensierte druckhypertrophierte Herz ist klein und besitzt eine relativ hohe Schichtdicke seiner Muskulatur. Derartige Kammern, welche auch als konzentrisch hypertrophiert bezeichnet werden, sind in der Lage, eine besonders hohe Druckarbeit zu leisten, da ihre Innenfläche im Verhältnis zur Muskelmasse der Wand relativ klein ist. Dies ergibt sich aus der einfachen physikalischen Beziehung, wonach Kraft pro Fläche den Druck wiedergibt. Große Wandstärken, also große Kraft, verteilt auf eine kleine Innenfläche des Ventrikels, befähigen ihn zu einer hohen Druckentwicklung. Die kompensierte volumenhypertrophierte Herzkammer ist im Unterschied hierzu groß, wobei die Schichtdicke ihrer Muskulatur in der diastolischen Endstellung relativ kleiner als unter normalen Bedingungen ist. Derartige Kammern sind auf Grund ihrer Relation zwischen Muskelmasse und Innenfläche besonders befähigt, große Schlagvolumina zu fördern, wobei die in der Wand herrschende Spannung im Verhältnis zur Gesamtleistung gering ist.

Dem Herzen mit kompensierter Druck- und Volumenhypertrophie sind die sogenannten dekompensierten Formen gegenüberzustellen. Wenn bei dauerhafter Überlastung eines Ventrikels seine Gefäßversorgung mit der Hypertrophie nicht mehr Schritt hält, kommt es zu einer Schädigung des Myokards mit konsekutiver Dilatation. Diese Form der Herzerweiterung wurde früher allgemein als myogene Dilatation bezeichnet. LINZBACH hat nachgewiesen, daß die Muskelfasern derartiger Herzen nicht überdehnt sind, sondern daß es zu einer Gefügeverschiebung innerhalb der Muskulatur kommt. Es handelt sich, wie er es nennt, um ein „Gleiten der kontraktilen Elemente in ihrer bindegewebigen Verleimung". Für diese strukturellen Veränderungen des Myokards prägte LINZBACH den Begriff der „Gefügedilatation" [16]. Im Gefolge dieses Zustandes entwickelt sich eine echte Leistungsabnahme des Myokards mit einer verminderten Blutförderung und einer entsprechenden Zunahme des Restblutes in der betroffenen Kammer, also das Bild der Herzinsuffizienz.

Eine Frage von theoretischer und praktischer Bedeutung ist es, ob auch im Zustand der Herzinsuffizienz noch echte Anpassungsvorgänge vorhanden sein können. Nach dem Herzgesetz von FRANK, STRAUB und STARLING wäre zu erwarten, daß der mit der Insuffizienz einhergehende Anstieg des Venendruckes eine verstärkte diastolische Vordehnung der Kammermuskulatur hervorruft und auf diese Weise eine vermehrte Kraftentfaltung des Myokards bewirkt. Die Ergebnisse diesbezüglicher Untersuchungen am insuffizienten Herzen sind aber nicht völlig einheitlich. GRODIUS [8] sowie DEXTER und Mitarbeiter [3] haben gezeigt, daß die venöse Drucksteigerung die Förderleistung eines Ventrikels begünstigt, solange seine Insuffizienz noch relativ leicht ist. Bei schwerer Herzinsuffizienz tritt jedoch der umgekehrte Effekt ein, d. h. mit Zunahme des Venendruckes ist eine Abnahme des Schlagvolumens verbunden. Im gleichen Sinne spricht auch die Tatsache, daß bei schwerer Herzinsuffizienz durch einen Aderlaß mit Senkung des Venendruckes ein Anstieg des Minutenvolumens erreicht werden kann [12].

Wenn bisher allgemein von den verschiedenen Formen der funktionellen oder morphologischen Anpassung die Rede war, so geht die nächste Frage dahin, welcher Mechanismus bei den unterschiedlichen Kreislaufsituationen jeweils im Vordergrund steht und auf welche Weise sich die Adaptation in der klinischen Symptomatologie äußert.

Das gesunde Herz verfügt über bedeutende Leistungsreserven. Unter körperlichen Belastungen, etwa beim Laufen, kann das Herzminutenvolumen bis zum zehnfachen des Ausgangswertes ansteigen. Diese Erhöhung der Förderleistung wird durch unterschiedliche Anpassungsvorgänge bewältigt, je nachdem ob sich das Herz in einem guten oder schlechten Trainingszustand befindet. Beim untrainierten Herzen steht die Frequenzsteigerung an erster Stelle. Das Herz ist meist relativ klein und sein Schlagvolumen daher kaum steigerungsfähig. Die bei der Belastung notwendige Minutenvolumenzunahme kann nur durch einen Frequenzanstieg erreicht werden. Diese Form der Anpassung ist aber eine relativ unökonomische. Durch die hohe Schlagzahl wird der Sauerstoffverbrauch des Myokards im Verhältnis zu der tatsächlich vollbrachten Leistung überaus stark erhöht [25]; der Wirkungsgrad des Herzens sinkt.

Einen weitaus höheren Wirkungsgrad hat demgegenüber das Herz des Sportlers. Unter Ruhebedingungen überwiegt die Vagotonie, das Herz arbeitet in einer langsamen Schlagfolge mit einem relativ großem Schlagvolumen. Beim Einsetzen der körperlichen Leistung nimmt beim trainierten Menschen die Herzfrequenz nur unbedeutend zu. Die Minutenvolumensteigerung wird in erster Linie durch eine Vergrößerung des Schlagvolumens bewirkt. Zu diesem Zweck muß sich das Herz zu einer tieferen systolischen Endstellung kontrahieren, wobei sein Restblut kleiner wird. Es ist leicht verständlich, daß ein primär großes Herz somit auch über eine größere Leistungsbreite verfügt, da es die Möglichkeit hat, unter Belastungsbedingungen auf ein höheres Restblut zurückzugreifen. Reindell und seine Mitarbeiter [20—22] sprechen hier von der größeren „Schlagvolumenreserve" des trainierten Herzens und von einer „regulativen Dilatation".

Die Feststellung, daß das vergrößerte Herz des Sportlers Ausdruck eines Anpassungsvorganges ist, war über Jahrzehnte hinweg umstritten. Um die Zeit der Jahrhundertwende war noch die Meinung vorherrschend, daß das vergrößerte Herz des Sportlers in jedem Falle ein geschädigtes Herz sein müßte [2, 3, 14]. Dieser Ansicht widersprachen aber schon sehr früh Schieffer [23], Dietlen [4], Wenckebach [28] und Herxheimer [11]. 1929 fand Herxheimer bei seinen Untersuchungen während der Olympiade in Amsterdam, daß vor allem die Dauersportarten zu einer erheblichen Herzvergrößerung führen. Diese Beobachtung deutete er nicht als krankhaft, sondern im Sinne der Anpassung an die Mehrleistung. Klinisch ist somit das Sportherz größer und muskelkräftiger als das Herz des Untrainierten. Es zeigt eine im Durchschnitt langsamere und daher ökonomische Arbeitsweise.

Im Rahmen der pathologischen Kreislaufsituationen kommen in erster Linie die chronische Druckmehrbelastung und die chronische Volumenmehrbelastung vor. Die Druckmehrbelastung ist stets die Folge eines erhöhten

Strömungswiderstandes entweder im Bereich des peripheren Gefäßsystems oder als Ausdruck der Stenose einer Ausstromöffnung. Bei der Aortenstenose ist der linke Ventrikel, bei der Pulmonalstenose der rechte Ventrikel isoliert von der Druckmehrbelastung betroffen. In Anpassung an eine derartige hämodynamische Situation entwickelt sich das Bild der Druckhypertrophie, also ein kleinlumiges Herz mit besonders starker Wanddicke. Klinisch und röntgenologisch sind diese Herzen oft nicht sicher vergrößert. Von ZDANSKY [30] wird darauf hingewiesen, daß der Ventrikel vor allem eine Verlängerung seiner Ausflußbahn erkennen läßt. Die Kontraktion erfolgt mit hebendem Spitzenstoß, der auf die erschwerte Blutaustreibung hinweist. Im Elektrokardiogramm wird die starke Muskelmassenzunahme des betroffenen Ventrikels daran erkannt, daß die Entwicklung der elektrischen Potentiale insgesamt zunimmt und dabei eine Abdrehung der elektrischen Herzachse in Richtung auf den betroffenen Ventrikel zustande kommt. Man spricht von einem Hypertrophie-Linkstyp bzw. Hypertrophie-Rechstyp.

Besonders eindrucksvoll werden die hämodynamischen Umstellungen aus den Befunden der intrakardialen Druckregistrierung erkennbar. Kurven dieser Art werden im Rahmen der diagnostischen Herzkatheterisierung gewonnen, welche zur Objektivierung der Fehler und zur genauen Bestimmung ihres Schweregrades im Hinblick auf die Operationsindikation durchgeführt werden. Vergleicht man beispielsweise Druckkurven der rechten Herzkammer sowie der Pulmonalarterie bei normalen Strömungsverhältnissen mit den bei Pulmonalstenosen gewonnenen Kurven, so erkennt man unschwer eine Reihe wichtiger Unterschiede. Bei normalweitem Pulmonalostium sind die systolischen Druckmaxima in der Pulmonalarterie und im rechten Ventrikel weitgehend gleich. Die Absolutwerte liegen bei etwa 25 mm Hg. Besteht hingegen eine funktionell bedeutende Pulmonalstenose, so findet sich im rechten Ventrikel eine kompensatorische Drucksteigerung, die das Zehnfache des physiologischen Wertes erreichen kann. Bei einem unserer Kranken haben wir im rechten Ventrikel einen Druck von 270 mm Hg gemessen. Die extreme Drucksteigerung war notwendig, um in der Pulmonalarterie einen Druck von nur 15—20 mm Hg aufrechtzuerhalten. Aber nicht nur das absolute Druckmaximum des rechten Ventrikels verändert sich bei der Pulmonalstenose; auch der Druckanstieg in der Kammer wird im Gefolge der Muskelhypertrophie steiler, wodurch der Austreibungsbeginn etwas vorverlegt wird, solange noch keine Myokardinsuffizienz besteht.

Die Aufgaben der Kompensation einer Pulmonalstenose werden aber nicht vom rechten Ventrikel allein erfüllt. Auch der rechte Vorhof ist indirekt in den Ausgleichsmechanismus einbezogen. Durch die Hypertrophie des rechten Ventrikels wird seine Füllung erheblich erschwert. Trotz der Steigerung des Füllungswiderstandes bleibt aber im rechten

Vorhof bei vollständiger Kompensation des Fehlers kein Blut zurück. Hier wird die Adaptationsleistung des Vorhofes wirksam. Bayer [1] hat 1953 darauf hingewiesen, daß grundsätzlich Herzkammern mit verschiedener Wandstärke auch unterschiedliche Füllungsdrucke haben und daß schon unter physiologischen Bedingungen der im linken Vorhof herrschende Füllungsdruck in Anpassung an den vorgelagerten muskelstärkeren Ventrikel höher ist als der im rechten Vorhof wirksame.

Zusammen mit Grosse-Brockhoff [9] sind wir der Frage nachgegangen, auf welche Weise dieser, die Ventrikelfüllung ausgleichende „Erfordernisdruck" in dem betroffenen Vorhof erreicht wird. Hierzu wurde bei Pulmonalstenosen verschiedenen Schweregrades mit Druckhypertrophie des rechten Ventrikels der Druckverlauf im rechten Vorhof analysiert. Theoretisch sind zwei Möglichkeiten für eine kompensatorische Drucksteigerung im rechten Vorhof denkbar: Entweder es bleibt durch die erschwerte Füllung der rechten Kammer so lange Blut im Vorhof zurück, bis der mittlere Venendruck passiv auf das kompensatorische Niveau angestiegen ist oder die ausgleichende Drucksteigerung wird durch eine aktive Kontraktionsleistung des Vorhofes bewirkt. Bei den untersuchten Pulmonalstenosen ergab sich die Feststellung, daß die kompensatorische Drucksteigerung im Vorhof ausschließlich auf seine Kontraktionsleistung zu beziehen ist. Alle Druckkurven des rechten Vorhofes ließen eine isolierte Überhöhung der Vorhofkontraktionswelle erkennen, während der in der übrigen Diastole herrschende venöse Mitteldruck keine Steigerung aufwies. Bei Pulmonalstenosen verschiedenen Schweregrades fand sich eine Parallele zwischen der erhöhten Druckleistung des rechten Ventrikels und der Steigerung des Vorhofkontraktionsimpulses, der den erhöhten Einstromwiderstand der hypertrophierten Kammer ausgleicht. In dieser rein aktiven Vorhofleistung mit isolierter Erhöhung des Vorhofkontraktionsimpulses sehen wir den wichtigsten Unterschied gegenüber den Druckverhältnissen bei der Insuffizienz des rechten Ventrikels. Nur bei einer echten Leistungsschwäche der rechten Kammer kommt es zu einem Zurückbleiben des Blutes im Vorhof mit dem Bilde der venösen Stauung, also einem Anstieg des mittleren Venendruckes.

Bei reiner Volumenmehrbelastung eines Ventrikels ist die hämodynamische Situation eine grundsätzlich andere und daher auch das klinische Bild nicht mit der Druckhypertrophie vergleichbar. Die klinische Ursache einer Volumenmehrbelastung des Herzens liegt meist in einem Klappenfehler mit Pendelblut oder seltener in einer Kurzschlußverbindung, wie sie bei angeborenen Herzfehlern vorkommt. Durch eine insuffiziente Herzklappe fließt während jeder Aktion ein bestimmtes Blutquantum rückwärts; so bei der Mitralinsuffizienz vom linken Ventrikel in den linken Vorhof. Dieses Pendelblut muß diastolisch wieder zusätzlich in den Ventrikel eintreten. Damit das Pendelblut sowohl vom Ventrikel als auch vom Vorhof zusätzlich aufgenommen werden kann, müssen sich beide Hohlräume kompensatorisch vergrößern. Hierbei handelt es sich um einen echten Umbau des Herzens und nicht nur um eine tonogene Dilatation. Solange die Mitralinsuffizienz kompensiert ist, wird das Pendelblut diastolisch von dem volumenhypertrophierten linken Ventrikel vollständig aufgenommen, so daß ein venöser Druckanstieg fehlt. Erst wenn die Ausgleichvorgänge nicht mehr ausreichen und die Förderleistung der linken Kammer versagt, kommt es zu einer Vergrößerung ihres Restblutes und so zu einem Anstieg des Venendruckes als Zeichen der jetzt eingetretenen Linksinsuffizienz.

Eine besonders reine Form von Volumenbelastung der rechten Herzkammer ist beim unkomplizierten Vorhofseptumdefekt gegeben. Durch die große Öffnung zwischen den beiden Vorhöfen tritt das Blut vom linken in den rechten Vorhof über und gelangt so zusätzlich in den rechten Ventrikel, der sich an die vermehrte Volumenbelastung durch eine Volumenhypertrophie anpaßt.

Das wichtigste klinische und röntgenologische Zeichen der kompensierten Volumenhypertrophie ist somit die Vergrößerung der belasteten Herz- und Kreislaufabschnitte. Bei der Mitralinsuffizienz handelt es sich um den linken Ventrikel und linken Vorhof, beim Vorhofseptumdefekt um den rechten Vorhof und rechten Ventrikel.

Schließlich hat das Herz auch im pathologischen Bereich die Möglichkeit, durch Änderungen der Herzschlagfolge das Minutenvolumen zu korrigieren. Ausgleichsvorgänge durch die Herzfrequenz spielen in erster Linie eine Rolle bei der sogenannten primär diastolischen Herzinsuffizienz. Im Gegensatz zur systolischen Herzinsuffizienz, bei der die Kontraktionsleistung des Myokards eingeschränkt ist, steht bei der diastolischen Form die Behinderung der Ventrikelfüllung im Vordergrund. Eine Mitralstenose führt beispielsweise zu einer starken Behinderung des diastolischen Bluteintrittes in den linken Ventrikel. Die linke Kammer erhält zu wenig Blut, sie ist vermindert belastet und atrophiert. Zur Überwindung des Einstromwiderstandes an der Mitralklappe entsteht zunächst eine kompensatorische Drucksteigerung im linken Vorhof, die das Fünffache des Normalwertes erreichen kann. Hierbei handelt es sich sowohl um eine Mitteldrucksteigerung als auch um eine Überhöhung der aktiven Vorhofkontraktionsleistung. Zur Kompensation einer Mitralstenose gehören außerdem noch weitere Faktoren. Für die Blutmenge, welche diastolisch in den linken Ventrikel eintritt, sind drei Größen maßgebend: der Schweregrad der Mitralstenose, das diastolische Druckgefälle zwischen dem linken Vorhof und linken Ventrikel und die diastolische Einstromdauer [7]. Je höher der linke Vorhofdruck ist, um so mehr Blut wird durch die verengte Klappe hindurchgetrieben, wobei besonders die Zeit von Bedeutung ist, welche für die

7 Klin. Antrittsvorlesungen

Ventrikelfüllung zur Verfügung steht. Je länger die Diastolendauer ist, um so günstiger werden die Füllungsbedingungen für den linken Ventrikel und die Entleerungsbedingungen für den linken Vorhof. Hieraus ergibt sich die klinische Konsequenz, daß nur eine Verlängerung der Einstromdauer in der Lage ist, ein vermehrtes Volumen in den linken Ventrikel eintreten zu lassen und dabei gleichzeitig den Druck im linken Vorhof zu senken. Klinisch bedeutet dies eine Verbesserung der Förderleistung des Herzens bei Abnahme des Lungenvenendruckes und Beseitigung der Gefahr des Lungenödems. Die Verlangsamung der Herzschlagfolge ist daher der wichtigste Kompensationsvorgang bei der Mitralstenose. Da dieser Ausgleich meist spontan nicht zustande kommt, ist es die Aufgabe des Arztes, diese „Adaptation" therapeutisch herbeizuführen.

Eine andere Form der primär-diastolischen Herzinsuffizienz liegt bei der Pericarditis constrictiva, dem sogenannten Panzerherzen, vor. Auch hier ist der Bluteinstrom in die Kammern durch Ummauerung erschwert. Beide Herzkammern besitzen eine verminderte diastolische Aufnahmefähigkeit. Schon nach einer sehr kurzen Diastolendauer ist die Kapazität erschöpft und jede Verlängerung der Diastole hämodynamisch zwecklos. Das verminderte Volumen des einzelnen Schlages kann nur durch eine vermehrte Schlagzahl ausgeglichen werden. Die Erhöhung der Herzfrequenz ist daher der wichtigste Adaptationsvorgang bei der Pericarditis constrictiva. Die Tachykardie kommt meist spontan zustande und wird nur selten in der Symptomatologie des Leidens vermißt. Dieser Kompensationsmechanismus darf nicht beseitigt werden, was aus einer Verkennung der hämodynamischen Situation oder durch Verwechselung mit anderen Formen der Herzinsuffizienz allzu leicht geschieht.

Faßt man das Gesagte noch einmal zusammen, so ergibt sich, daß das Herz sowohl im physiologischen als auch im pathologischen Bereich über eine Reihe wichtiger Adaptationsmechanismen verfügt. Diese sind teilweise funktioneller, teilweise morphologischer bzw. struktureller Natur. Das Herz ist in der Lage, durch Änderung seiner Arbeitsweise und Schlagfolge den jeweiligen Bedürfnissen der Peripherie Rechnung zu tragen. Durch körperliches Training kann die Ökonomie dieser Anpassung verbessert werden.

Im Rahmen pathologischer Kreislaufregulationen macht das Herz einen morphologischen Umbau durch, der es befähigt, sich an die jeweilige Belastungsform anzupassen. Dabei sind die Druckanpassung und die Volumenanpassung zu unterscheiden. Der strukturelle Umbau des Herzens erscheint im biologischen Sinne außerordentlich zweckmäßig. Durch eine Druckhypertrophie werden diejenigen Voraussetzungen geschaffen, welche das Herz befähigen, hochgradige Strömungswiderstände durch hohe Druckentwicklung über viele Jahre hin auszugleichen. Die Volumenhypertrophie ist hingegen die sinnvolle Anpassung an das pathologisch vergrößerte

Schlagvolumen. Schließlich spielt sowohl in der Physiologie als auch in der Pathophysiologie des Herzens seine Aktionsfolge eine wichtige Rolle. Es ist Aufgabe des Klinikers, die der hämodynamischen Situation adäquate Frequenz zu kennen und danach im einzelnen die therapeutischen Bestrebungen auszurichten. Bei der Bewertung der Symptome eines Krankheitsbildes sollte der Untersucher stets danach fragen, ob die Zeichen noch Ausdruck einer Anpassung sind oder ob es sich bereits um die Merkmale des Versagens handelt. Die endgültige therapeutische Konsequenz hängt nicht zuletzt von einer richtigen Einschätzung dieser Zusammenhänge ab.

Literatur

[1] BAYER, O.: Regbg. Jahrb. f. ärztl. Fortbildg. (1953).

[2] DEUTSCH, F. u. E. KAUF: Herz und Sport: Wien und Bern (1924).

[3] DEXTER, L., B. M. LEWIS, H. E. J. HOUSSAY and F. W. HAYNES: Trans. Ass. Amer. Pysns 66, 266 (1953).

[4] DIETLEN, H., Dtsch. Arch. klin. Med. 88, 53 (1907).
—: Dtsch. Arch. klin. Med. 97, 132 (1909).
—: Erg. Physiol. 10, 598 (1910).

[5] DIETLEN, H. u. F. MORITZ: Münch. med. Wschr. 489 (1908).

[6] FRANK, O.: Z. Biol. 32, 370 (1895).

[7] GORLIN, R. and S. GORLIN: Amer. Heart J. 41, 1 (1951).

[8] GRODIUS, F. S.: Physiol. Rev. 30, 220 (1950).

[9] GROSSE-BROCKHOFF, F. u. H. H. WOLTER: Z. f. Kreislaufforschg. 47, 481 (1958).

[10] HENDERSON, Y.: Amer. J. Physiol. 16, 325 (1906); Amer. J. Physiol. 23, 345 (1909) zit. nach FRIEDBERG, CH. K.: Diseases of the heart. Philadelphia a. London: W. B. Saunders Company (1956).

[11] HERXHEIMER, H.: Sportärztetagung Berlin 1924).
—: Grundriß der Sportmedizin. Leipzig (1932).

[12] HOWARTH, S., J. McMICHAEL and SHARPEY-SCHAFER: Clin. Sci. 6, 187 (1947).

[13] HOWELL, W. H. and DONALDSON: Phil. Trans. B 175, 139 (1884).

[14] KAUFMANN, R.: Wien. Arch. klin. Med. 311 (1920).

[15] KIENBÖCK, R., A. SELIG u. R. BECK: Münch. med. Wschr. 14, 27, 1486 (1907).

[16] LINZBACH, A. J.: Virchows Arch. path. Anat. 314, 539 (1947).
—: Klin. Wschr. 29, 621 (1951).
—: Fortschr. Röntgenstr. 77, 1 (1952).
—: Virchows Arch. path. Anat. 328, 165 (1956). Handbuch der inneren Medizin (Herzband) (1960).

[17] MORITZ, F.: Münch. med. Wschr. 29, 922 (1900).
—: Münch. med. Wschr. 1 (1902).
—: Dtsch. Arch. klin. Med. 82, 1 (1905).
—: Münch. med. Wschr. 55, 713 (1908).

[18] PATTERSON, S. W., H. PIPER and E. H. STARLING: J. Physiol. (Lond.) 48, 465 (1914).

[19] REINDELL, H.: Arch. f. Kreislaufforschg. 7, 117 (1940).

[20] REINDELL, H. u. L. DELIUS: Dtsch. Arch. klin. Med. 193, 639 (1948).

[21] REINDELL, H., K. MUSSHOFF, H. W. KIRCHHOFF, H. STEIN, F. MOSER u. P. FRISCH: Dtsch. med. Wschr. 613 (1957).

[22] REINDELL, H., H. KLEPZIG, K. MUSSHOFF, H. ROSSKAMM u. E. SCHILDGE: Herz, Kreislaufkrankheiten und Sport. München: Johann Ambrosius Barth 1960.

[23] SCHIEFFER, K.: Dtsch. Arch. klin. Med. **89**, 604 (1907).
—: Dtsch. Arch. klin. Med. **92**, 392 (1908).
—: Dtsch. Arch. klin. Med. **92**, 383 (1908).
[24] STARLING, E. H.: Das Gesetz der Herzarbeit. Linacre-Vortrag 1915.
[25] STARLING, E. H. and M. B. VISCHER: J. Physiol. (Lond.) **62**, 243 (1927).
[26] STRAUB, H.: Dtsch. Arch. klin. Med. **115**, 531 (1914). Dtsch. Arch. klin. Med. **116**, 409 (1914).
[27] TEASCHLER, M. and R. J. BING: Circulation Research **1**, 129 (1953) zit. nach FRIED-BERG, CH. K.: Diseases of the heart. Philadelphia and London: W. B. Saunders Company (1956).
[28] WENCKEBACH, K.: Med. Klin. 18 (1916).
[29] WIGGERS, C. J.: Amer. J. Physiol. **33**, 382 (1914).
[30] ZDANSKY, E.: Röntgendiagnostik des Herzens und der großen Gefäße. Wien: Springer 1949.

Strahleninstitut und -klinik der Freien Universität Berlin am Städt. Krankenhaus Westend
(Direktor: Prof. Dr. H. OESER)

Der Einfluß der Physik auf das medizinische Denken*

Von

E. Krokowski

Jede geschichtliche Epoche hat ihre eigene Begriffs- und Vorstellungswelt mit bestimmten Möglichkeiten und Grenzen des Denkens. Damit ist auch das Ziel und der Weg der wissenschaftlichen Forschung innerhalb dieses Zeitabschnittes umrissen. Die Entwicklung der Wissenschaft vollzieht sich kontinuierlich und stetig.

Ein neues Zeitalter bringt andere Auffassungen vom Leben und Sein mit sich und eröffnet ebenso neue Aspekte für Kunst und Wissenschaft. An dieser Wende vollzieht sich die wissenschaftliche Entwicklung sprunghaft. Große Erfindungen, umwälzende Entdeckungen und neue Ideen geben frische Impulse. Die heutige Generation lebt in einer solchen Evolution, deutlich erkennbar am grundlegenden Wandel von Kunst, Physik und Philosophie. Zwar ist die medizinische Wissenschaft von heute an diesem Umwandlungsprozeß noch nicht beteiligt, aber wenn man bedenkt, daß keine Wissenschaft auf die Dauer für sich allein existieren kann, vielmehr alles in einem großen Zusammenhang steht, so sollte man, wenn man die Richtung des weiteren medizinischen Fortschrittes erkennen will, den Blick auf die Nachbarwissenschaften werfen, und zwar besonders auf die, welche die größten Neuerungen brachte und der wissenschaftlichen Medizin sehr nahe steht: *die Physik*. Dabei müssen wir zunächst, wenn wir auf die Geschichte zurückblicken, den Begriff Physik weiterfassen, etwa in dem Sinne von Naturdeutung. In der altgriechischen Philosophie gab es nur eine *qualitative Naturbetrachtung*. Alle Erkenntnis kam aus intuitiver Vorstellung. Fragende und klärende Experimente wurden kaum durchgeführt. Die Medizin war und blieb lange Zeit intuitiv, und ihre Hauptstütze war die Erfahrung. Der qualitativen Naturbetrachtung im alten Griechenland

---

* Die Antrittsvorlesung wurde am 27. November 1961 gehalten.

und intuitiven Medizin bzw. Medizin als Erfahrungswissenschaft folgte im 16. Jahrhundert die tiefe Zäsur. Mit der experimentellen Untersuchung der Fallgesetze im Schiefen Turm von Pisa durch Galilei beginnt das Zeitalter der Versuche. Hier liegt die eigentliche Geburtsstunde der Physik. Wissenschaftliche Analyse, wechselseitige Durchdringung von Theorie und Experiment und quantitative Schlußfolgerung sind die Fundamente der *experimentellen Naturwissenschaft*, die damit die Führung in der Reihe der Wissenschaften übernimmt. Die mechanistische Denkweise bestimmt Vorstellung und Forschungsmethode. Die konsequente Formulierung geschieht in der *klassischen Physik*. Ihre Grundthesen sind die folgenden: Alles in der Welt besteht aus *Materie*. Materie ist als letzte Einheit der Welt in den *Raum* eingebettet. Unabhängig von Raum und Materie erfolgt der Ablauf der *Zeit*. Zwischen Ursache und Wirkung besteht eine enge und uneingeschränkte Beziehung, eine strenge *Kausalität*. Dort, wo sie nicht offenbar ist, ist sie nur noch nicht erforscht, aber vorhanden.

Diese Thesen bestimmen Wissenschaft und Philosophie jener Zeit. Newtons Lichttheorie, daß Licht aus kleinen Partikeln bestehe, entspricht dieser Denkweise. Als Clausius, Maxwell und Boltzmann ihre Theorie postulierten, Wärme sei nichts anderes als Bewegung der Materie, war der Gipfelpunkt des mechanistischen Denkens erreicht, und 200 Jahre lang waren Materie und die Kraft zwischen der Materie die beiden Realitäten, mit denen man das ganze Naturgeschehen zu erklären glaubte. Tatsächlich schien sich mit dieser Vorstellung jede Lücke menschlicher Erkenntnis zu schließen. Aber trotz der großen Erfolge vermochte diese klassische Naturwissenschaft nicht, das mechanistische Denkgebäude zu vollenden. Am Licht ist es gescheitert! Optische Phänomene lassen sich nicht mechanisch deuten. In der Elektrizität und im Magnetismus sind andere Kräfte wirksam als in der Mechanik. Hier versagte die mechanistische Theorie. Aus der Unzulänglichkeit der alten Theorie erwuchsen im 19. Jahrhundert grundlegend neue Vorstellungen. Faraday, Maxwell und Hertz entwickelten die Idee vom Kraftfeld, Planck schuf die Quantentheorie, Einstein die Relativitätstheorie. Die klassischen Begriffe *Raum*, *Zeit*, *Materie* und *Kausalität* verloren ihre bisherige absolute Gültigkeit, ihre Anschaulichkeit und Verständlichkeit. Sie wurden mit einem neuen Inhalt belegt, der die allgemeine Naturanschauung wesentlich veränderte, dabei aber dem bisher als richtig Erkannten die Brauchbarkeit und Berechtigung nicht absprach.

Mit dem Beginn der experimentellen Pharmakologie und Physiologie wurde aus der intuitiven Medizin eine naturwissenschaftliche. *Der Einfluß der klassischen Naturwissenschaft auf die Medizin* war gewaltig, und zwar in zweifacher Hinsicht: Instrumente, Geräte und Methoden wurden aus verschiedenen Zweigen der Naturwissenschaft übernommen: Augenspiegel, Mikroskop, Blutdruckmessung, Blutgasanalyse u. a. m. Viel wichtiger aber noch: Fast unser ganzes Wissen in der Medizin von heute basiert auf der Denkweise der klassischen Naturwissenschaft. Einige Beispiele mögen das demonstrieren: Hebelwirkung bei Frakturen = Mechanik, Stoffwechsel und Fieber = Wärmelehre, Brechung der Augenlinse = Optik, EKG, EEG, ENG = Elektrizitätslehre, Stoffwechselvorgänge, Hormone, Vitamine und Fermente = Chemie. Die klassische Naturwissenschaft ist und bleibt ganz sicher auch in der Zukunft Grundlage der praktischen Heilkunde. Aber trotz aller Präzision der Instrumente und Perfektion der Methoden reicht diese Betrachtungsweise für das Biologische nicht aus. Ein Lebewesen ist mehr als die Summe seiner Bestandteile. Hinzukommt, daß auch die experimentell-naturwissenschaftliche Untersuchungsmethode ihre Grenzen hat. Sie sei an einem einfachen Beispiel aufgezeigt: Unterzieht man ein Buch einer naturwissenschaftlichen Prüfung, so werden uns der Biologe den Holzgehalt, der Chemiker die Celluloseformel, der Physiker das spezifische Gewicht und der Mathematiker sagen können, daß der Buchstabe „e" der häufigste ist. Das Buch ist analysiert, aber den Inhalt hat keiner angegeben. Zur vollständigen Erkenntnis des Ganzen gehört neben der naturwissenschaftlichen Analyse die komplexe Betrachtung des Ganzen.

Gibt es einen *Einfluß der modernen Physik auf das medizinische Denken*? Bis heute nicht! Will man in eine neue Betrachtungsebene vorstoßen, so muß sie bisher Gesichertes bestehen lassen, dabei aber das Ganze erfassen. Als Preis hierfür wird sie die einfache Anschaulichkeit und leichte Verständlichkeit einbüßen müssen.

Ich möchte in die wissenschaftliche Medizin einen Begriff einführen, den wir aus der Physik her kennen: *die biologische Feldtheorie*.

In der Medizin kennen wir *Wirkfunktionen*, d. h. die klinisch und chemisch feststellbaren Organfunktionen, sowie *Steuerfunktionen* des vegetativen Nervensystems und des hormonalen Systems. Zur Erklärung z. B. der Organisatorwirkung beim Wachstum oder bei der Wundheilung reichen aber Wirk- und Steuerfunktionen nicht aus. Über diesen regiert eine, die ich *Leitfunktion* nennen will. Auf diese Leitfunktion sei die Feldvorstellung angewendet; denn es muß etwas sein, was an materielles Substrat gebunden, selbst aber nicht materieller Art ist. Neben der Organisatorwirkung, die das geordnete Wachstum bestimmt, läßt sich diese Theorie auch auf die Krebskrankheit, die als ungeordnetes Wachstum aufgefaßt werden kann, sowie die Hirnfunktionen anwenden. Eine Reihe — in der klassischen Medizin nicht deutbarer Phänomene — findet ihre Erklärung in der Feldlinienverteilung und -dichte. Als Beispiele aus dem Krebsproblem seien genannt: die Bevorzugung einzelner Organe bei der Metastasierung, die unterschiedliche Heilchance oberflächlicher und tiefer Tumore, der geringe Wert einer prophylaktischen Strahlenbehandlung, das Auftreten von Spätmetastasen nach Entfernung eines Primärtumors, der Zeitpunkt der Metastasenmanifestation. Mit Hilfe des Modells der Feldlinien und in der Annahme, daß jedes Organ grundsätzlich von ausgeschwemmten Krebszellen des Primärtumors — wo immer er auch sitzen möge — erreicht werden kann, läßt sich ein Metastasierungsschema aufstellen. Hierbei zeigt sich, daß zwei Organen bei der Metastasierung bestimmter Krebsarten eine Sonderstellung zukommt: der Nebenniere und der Schilddrüse. Dieses Ergebnis findet eine qualitative Bestätigung durch die zahlreichen Beobachtungen über eine Beziehung zwischen Schilddrüsenaktivität und Krebs, obwohl eine quantitative hormonale Relation nicht nachzuweisen ist. Nach der hier entwickelten Theorie ist auch keine Steuer-, sondern eine Leitfunktion verantwortlich zu machen. Auch für die cerebrale Funktion gibt die Feldtheorie die Möglichkeit einer Deutung; es gibt bisher keine Erklärung dafür, wie ein Gedanke das Resultat einer physiologisch-chemischen Zellfunktion sein könnte.

Neben der Möglichkeit, bisher undeutbare Erscheinungen zu erklären, gibt es zwei weitere Hinweise für die Berechtigung der Feldtheorie: einmal die weitgehende Analogie zur toten Materie in der Physik, zum anderen die unverständliche, scheinbare Dehiszenz der Gültigkeit zwischen Energieerhaltungssatz und Entropiesatz im Biologischen. In der gesamten Naturwissenschaft, Biologie und Medizin gilt der Energieerhaltungssatz uneingeschränkt, der besagt, daß in einem abgeschlossenen System die Gesamtenergie konstant bleibt. Die vorhandene Energie aber kann sich verwandeln. Bei jeder Energieumwandlung laufen nun die Naturvorgänge so ab, daß sie in einen Zustand vermehrter Entropie, d. h. größerer Wahrscheinlichkeit übergehen. Dies fordert der Entropiesatz, der also die Richtung der Energieumwandlung angibt. Dieser Entropiesatz gilt in der Physik ausnahmslos, im Biologischen jedoch nicht durchgehend. Im Biologischen erfolgt der Aufbau von niederer zur höheren Ordnung, also entgegen der Forderung des Entropiesatzes. Erst wenn das Lebewesen tot ist, erlangt der Entropiesatz wieder seine Gültigkeit. Dieses Auseinanderweichen der Gültigkeit von Energieerhaltungssatz und Entropiesatz im Biologischen läßt gewisse Zweifel aufkommen. Würde man z. B. keine elektromagnetischen Felder kennen, so müßte der Übergang von der Unordnung zur Ordnung von Eisenteilchen unter dem Einfluß eines Magneten als Verstoß gegen den Entropiesatz erscheinen. Wenn es analog ein biologisches Kraftfeld gäbe, das den Aufbau der biologischen Ordnung bedingt, so wäre der Entropiesatz im Biologischen ebenfalls nicht durchbrochen, und die Einheit der physikalischen und biologischen Welt wäre wiederhergestellt.

Weitere Untersuchungen müssen zeigen, ob mit der Vorstellung einer *biologischen Feldtheorie* der Weg zu einer neuen *dynamischen und ganzheitlichen Betrachtungsweise* eröffnet wurde.

Aus der I. Medizinischen Klinik der Freien Universität Berlin
(Direktor: Prof. Dr. Dr. h. c. H. FRHR. V. KRESS)

Entwicklung von klinischer und experimenteller Medizin, aufgezeigt am Beispiel des nephrotischen Syndroms*

Von

Peter Körtge

Die pathologisch vermehrte Ausscheidung von Eiweiß im Harn ist als Symptom schon lange bekannt. Wie wir aus den uns überlieferten Aufzeichnungen wissen, gehört die Begutachtung des Urins zu den ältesten diagnostischen Hilfsmitteln in der menschlichen Heilkunde.

Bei den Primitiven und einigen Kulturvölkern der alten Welt — vor allem im Bereich der babylonisch-assyrischen Medizin — fehlt noch das Verständnis für den inneren Zusammenhang des Symptoms mit dem zugrunde liegenden Krankheitsprozeß. „Omen und Zufall, etwa der Vogelflug oder die Haarfarbe des Patienten, haben dieselbe diagnostische und prognostische Bedeutung wie die durch Krankheit bedingte Veränderung im Harn, im Stuhl oder in der Gesichtsfarbe" (DIEPGEN, 1949). Die Aussage altindischer Ärzte, daß der Urin eines Kranken wie Eselsharn aussieht (MÜLLER, 1941), spricht für die Anfänge einer rationellen Harnbegutachtung, die von den Heilkundigen im alten Ägypten dann weiter ausgebaut wird. Aber erst die von den Bewohnern der griechischen Inselwelt ausgehende Heilkunde beschreitet, wie WILHELM NESTLE es einmal ausdrückte, den „Weg vom Mythos zum Logos" und löst sich von der mantisch-theurgischen Medizin. Die Veränderungen des Harns bewerten die Hippokratiker im Rahmen des ganzen Krankheitsbildes als ein Symptom neben vielen anderen. Die älteren Vertreter der Ärzteschule von Salerno im 10. Jahrhundert nach Christus kennen Veränderungen des Urins vor allem bei Erkrankungen der harnbereitenden und harnableitenden Organe und nur in beschränktem Umfang bei anderen Krankheitsgeschehen und beim Fieber. Im Vordergrund des Interesses steht das Aussehen des Urins

---

* Öffentliche Antrittsvorlesung am 14. 5. 1962.

im ganzen. Darüber hinaus werden etwaige Beimengungen von Blut, Eiter und Grieß besonders berücksichtigt.

In den folgenden Jahrhunderten, besonders unter dem Einfluß des Arabismus auf die abendländische Medizin, kommt man in steigendem Maße zu der Erkenntnis, daß zahlreiche Erkrankungen, die die uropoetischen Organe nicht betreffen, mit Veränderungen des Harns einhergehen. Jedoch bleibt den Bemühungen, Abweichungen in der Harnbeschaffenheit zu unterscheiden, der Erfolg versagt, da man für die Untersuchung des Urins noch auf die unbewaffneten Sinnesorgane angewiesen ist.

In der Heilkunde des hohen Mittelalters — etwa im 13. Jahrhundert — drängt die Spekulation die Empirie häufig in den Hintergrund und die Harnschau, auch Uroskopie genannt, steht in hohem Ansehen. So zeigt der hinsichtlich seiner Menge, Konzentration und Beschaffenheit betrachtete Urin, der als Filtrat oder Abfallprodukt der vier Kardinalsäfte Galens gilt, die pathologischen Veränderungen in diesen Säften an.

Darüber hinaus wird die schematische Lokalisation des Krankheitsprozesses am menschlichen Körper mit Hilfe des Urins durch Analogiebeweis versucht. Bei dem im Uringlas befindlichen Harn unterscheidet man vier Schichten und bringt sie in Beziehung zu den vier Körperregionen, die bereits Diokles von Karystos auseinandergehalten hat (Jaeger, 1938). Es entsprechen dabei die obere Harnschicht, „circulus", dem Kopf, die folgende, „superficies", der Brust, die darunter liegende dritte Schicht, „perforatio" genannt, den Baucheingeweiden und schließlich die Grundschicht, „fundus", dem Urogenitalsystem. Sind in einer der vier Harnschichten Veränderungen nachweisbar, so sollen Veränderungen in den entsprechenden Körperregionen vorliegen. Auch noch in der spätmittelalterlichen Diagnostik hat die überspitzte Uroskopie mit ihren verhängnisvollen Irrtümern zahlreiche Anhänger.

Unter dem Einfluß eines zunehmenden Realismus und Individualismus im ärztlichen Denken werden die Wege zu naturwissenschaftlichen und medizinischen Erkenntnissen gebahnt. Der große deutsche Philosoph Nikolaus von Cues, zugleich der letzte mittelalterliche Mystiker und am Anfang der modernen Naturwissenschaften stehend, führt das physikalische Messen zur Methode der Erkenntnis der Körperwelt ein. Durch die Feststellung des spezifischen Gewichtes vom Harn kann man z. B. Krankheitsdiagnosen klären helfen. Aber erst im Zeitalter des Beginns induktiver naturwissenschaftlicher Methoden in der Medizin beobachtet im Jahre 1673 der Chemiater Frederic Dekkers in Leyden, daß im Urin von schwerkranken Schwindsüchtigen nach Erhitzen und Säurezusatz eine Trübung auftritt. Diese Mitteilung führt im Verlauf des 18. Jahrhunderts zu der Erkenntnis, daß es sich hier um eine wichtige diagnostische Methode zum Eiweißnachweis handelt. Ihre weitere Entwicklung wird durch die Entdeckung des Neapolitaner Arztes Cotugno vom Jahre 1770 gefördert, der berichtet, daß der Harn bei zahlreichen Wassersüchtigen infolge seines Eiweißgehaltes durch Erhitzen genau so gerinnt wie die im Leib enthaltene Flüssigkeit selbst. Dieses Verfahren einer qualitativen Eiweißprobe wird noch heute, wenn auch etwas abgewandelt, als Essigsäurekochprobe gehandhabt.

Die Entwicklung des Mikroskops bringt eine wichtige Verbesserung der Harndiagnostik, da es mit diesem neuen Gerät gelingt, z. B. das Harnsediment eingehend zu beforschen. Neben der Schärfung des ärztlichen Blickes gibt so die zunehmende Anwendung technischer Hilfsmittel der Diagnostik neuen Auftrieb.

In den folgenden Jahrzehnten wird versucht, beobachtete klinische Symptome mit bestimmten pathologisch-anatomischen Befunden in Einklang zu bringen. Wenn auch Einmütigkeit darüber zu herrschen scheint, daß mit der Veröffentlichung MORGAGNIs „de sedibus et causis morborum" im Jahre 1761 die Geburtsstunde der modernen pathologischen Anatomie schlägt, so gilt das jedoch für die Nierenpathologie nicht.

Grundlegend für die heutige Nephrologie sind die Mitteilungen des bedeutenden englischen Klinikers RICHARD BRIGHT, der etwa zu Beginn des neuen naturwissenschaftlichen Zeitalters im Jahre 1827 darauf hinweist, daß bei Wassersucht und Eiweißausscheidung im Urin oft anatomische Veränderungen an den Nieren vorhanden sind. Es wird eine Trias aufgestellt, die man in der Folge als Brightsche Nierenerkrankung oder Brightschen Symptomenkomplex bezeichnet.

Zwar hat BRIGHT seine Vorgänger, denn es hatten sich im Laufe der Jahrhunderte zahlreiche Einzelbeobachtungen angesammelt. Aber erst der englische Kliniker berichtet zusammenfassend über eine größere Zahl von Fällen. Er urteilt auf Grund von Sektionserfahrungen und versucht auch als erster, die verschiedenen Erkrankungen der Niere zu differenzieren. Ein Höhepunkt ist erreicht, die Erkrankungen an den Nieren sind in den Bereich ärztlichen Denkens gerückt.

Es war das Verdienst des in München lehrenden Klinikers FRIEDRICH VON MÜLLER im Jahre 1905, daß er die nicht sicher entzündlichen oder degenerativen Erkrankungen der Niere als „Nephrosen" von der entzündlichen „Nephritis" im Rahmen des Morbus Brightii trennte. Er wurde so zum Mitbegründer der modernen Nephrologie. Die endgültige Dreiteilung der Brightschen Nierenkrankheiten haben 1914 der Kliniker VOLHARD und der pathologische Anatom FAHR nach pathologisch-anatomischen Gesichtspunkten auf Grund ihrer jahrelangen gemeinsamen Untersuchungen durchgeführt. Als dritte Hauptgruppe der doppelseitigen hämatogenen Nierenerkrankungen wurden von ihnen die „Nephrosklerosen" mit ihren verschiedenen Untergruppen aufgestellt.

Unter dem Ausdruck „Nephrose" hat FRIEDRICH VON MÜLLER primär degenerative Veränderungen der Niere zusammengefaßt, die sich, da nach seiner Meinung hämatogen entstanden, vornehmlich tubulär manifestieren. Er hat somit als Kliniker dem Begriff der Nephrose anatomische Kriterien zugrunde gelegt. Der pathologische Anatom pflegt auch heute noch an dieser Definition festzuhalten. Er rechnet darüber hinaus auch die toxischen Tubulusschädigungen nach Vergiftungen, Blutzerfall, Hypoxämie, Schock und Kollaps, Krankheitsbilder, die meist primär degenerative Tubuluserkrankungen sind, zu den Nephrosen.

Diese toxischen Tubulusschädigungen wurden von VOLHARD und FAHR als „akute Nephrosen" oder „Nekronephrosen" bezeichnet. Heute bürgert sich in der Klinik in Anlehnung an das anglo-amerikanische Schrifttum dafür der Begriff des „akuten Nierenversagens" immer mehr ein, ohne damit die pathologisch-anatomischen Veränderungen zu präjudizieren.

Von diesen zuletzt genannten Erkrankungen sind jene Nierenaffektionen zu trennen, die klinisch zum nephrotischen Syndrom führen. Dieser Begriff wurde 1916 von dem Berliner Kliniker FRITZ MUNK eingeführt, nachdem er bereits 1913 den Versuch unternommen hatte, die sekundär degenerativen Nierenerkrankungen bzw. seine 1908 beschriebene „lipidophile Nephritis" von den primär degenerativen Nierenerkrankungen oder der Lipoidnephrose zu unterscheiden.

Unter dem Begriff „nephrotisches Syndrom" versteht man das gleichzeitige Vorkommen einer massiven Proteinurie, einer Hypoproteinämie, einer Hyperlipidämie und erheblichen Ödemen ohne Rücksicht auf deren Ätiologie.

Das nephrotische Syndrom tritt als Teilerscheinung verschiedener Grundkrankheiten an den Nieren auf. Nach unserem heutigen Wissen kann man das nephrotische Syndrom folgendermaßen einteilen:

A. *Primäre Formen*	B. *Sekundäre Formen*
a) Genuine Lipoidnephrose (membranöse Glomerulonephritis)	bei Diabetes mellitus bei Amyloidose
b) Nephritis-Nephrose (lobuläre Glomerulonephritis, intrakapilläre Glomerulonephritis)	bei Lupus erythematodes bei Nierenvenenthrombosen.

So betrachtet, stellt das nephrotische Syndrom die Resultante verschiedener Krankheitsabläufe dar, die hauptsächlich durch ein gemeinsames Symptom, nämlich die starke Proteinurie, verbunden sind.

Die Konzeption des nephrotischen Syndroms hat sich in den letzten Jahren gewandelt. Diese Änderung wurde durch die Einführung differenzierter Methoden zur Erfassung von Nierenpartialfunktionen begünstigt. Im Gegensatz zu früher geltenden Auffassungen einer primär tubulären Alteration konnten hierbei schon in den Frühstadien dieses Krankheitsgeschehens vor allem glomeruläre Funktionsstörungen nachgewiesen werden. So wichtig und erfolgreich diese Bemühungen auch waren, zahlreiche Unstimmigkeiten konnten jedoch erst nach Einführung des Experimentes bei der Erforschung menschlicher Nierenerkrankungen geklärt werden.

Das Experiment im heutigen Sinne ist seit GALILEI und FRANCIS BACON als Ergänzung zur klinischen Beobachtung am Krankenbett das wichtigste Hilfsmittel der ärztlichen Forschung. Es stellt einen Eingriff zu wissenschaftlichen Zwecken dar. Unter experimentellen Bedingungen werden möglichst viele Determinanten des untersuchten Vorgangs mit Ausnahme eines wichtigen Faktors konstant gehalten. Das Verhalten dieses Faktors kann man dann unter Bedingungen studieren, die nach dem Versuchsplan variiert werden. Die hierdurch gewonnenen „Erfahrungen" gelten streng genommen *nur* für die festgelegten Versuchsbedingungen. Allgemein gültige Folgerungen hieraus haben sich an den Gesetzen der Logik, den Gegebenheiten der Statistik und nicht zuletzt an den Tatsachen der Biologie zu bewähren.

Hierin liegt die Berechtigung und die wissenschaftlich-theoretische Begründung des Tierversuches, denn nur im Tierversuch können genau vorgeplante Bedingungen eingehalten werden.

Versuche in diesem strengen Sinne am Menschen verstoßen nicht nur gegen ethische Begriffe, sondern sind aus den dargelegten Gründen auch unwissenschaftlich. Auf die — alle Ärzte bedrückende — Ausnahme der therapeutischen Prüfung von Arzneimitteln sei hier nicht eingegangen.

Bei der Geschichte des Experimentes als Forschungsmittel denkt man vor allem an die Physik. Das Experiment in der Medizin ist aber genau so alt oder älter, sowohl in seiner gelegentlichen als auch in seiner systematischen Anwendung. GALEN führte bereits systematische Tierexperimente durch, und zwar vorwiegend als morphologische Versuche. So unterband er die Harnleiter und stellte die Bedeutung der Ureteren für den Harnabfluß heraus.

Nach dem politischen Untergang der antiken Welt und einem Stagnieren der experimentellen Forschung im Mittelalter sind erst in der Renaissance bei LEONARDO DA VINCI und im 17. Jahrhundert bei BORELLI ähnliche Versuche bei Tieren beschrieben. Qualitativ-morphologische Experimente sind das methodische Prinzip einer Epoche, die von etwa 1600 bis 1830 dauert. Im Jahre 1666 untersucht MARCELLO MALPIGHI den inneren Aufbau der Niere. Nach intravasalen Farbstoffinjektionen und eifrigem Gebrauch des Mikroskops beschreibt er 1687 in der zusammenfassenden Darstellung seiner Arbeiten die später nach ihm benannten Glomerula renalia. Im Laufe des 18. Jahrhunderts kommt es nur zögernd in einzelnen Fällen zur Anwendung messender Verfahren im Tierversuch. Die etwa zur gleichen Zeit einsetzende stürmische Entwicklung der Physik und Chemie und der auf ihnen basierenden Techniken bedingt, daß sich die Medizin immer intensiver das naturwissenschaftliche Denken und die naturwissenschaftlichen Methoden zu eigen macht.

In den glanzvollen Arbeiten des von 1813 bis 1878 lebenden französischen Physiologen CLAUDE BERNARD laufen mehrere methodische Richtungen der aufstrebenden Experimentalphysiologie zusammen: geschickte Anwendung chemischer Methoden, zweckmäßige Benutzung physikalischer Meßgeräte und die Beherrschung des morphologischen qualitativen Tierexperimentes. Aber erst die Einführung graphisch registrierender Methoden zur Objektivierung physiologischer Vorgänge durch CARL LUDWIG bringt die Ablösung der Beobachtung vom Beobachter mit seinen subjektiven Erwartungen, Ideen und Deutungen. Es ist jetzt möglich, im Tierexperiment klinische Fragestellungen mit analytischen Verfahren *quantitativ* messend zu bearbeiten und unter Benutzung fast ausschließlich physikalisch-chemischer Methoden nach den maßgeblichen Ursachen und Bedingungen zu suchen.

Am Anfang der vierziger Jahre des vorigen Jahrhunderts versuchen BOWMAN und LUDWIG mit Hilfe ihrer Sekretions- bzw. Filtrationstheorie, die Vorgänge bei der Harnbereitung zu erklären. Diese Hypothesen werden in den späteren Jahren gleichfalls auf Grund experimenteller Untersuchungen von HEIDENHAIN und CUSHNY aufgegriffen und teilweise erweitert. Die Mikropunktionsstudien von RICHARDS und Mitarbeitern aus dem Jahre 1924 beim Kaltblüter und von WALKER und Mitarbeitern beim Warmblüter 1941 bringen neue Einblicke in das Wesen und den Ablauf renaler Funktionen. Diesen Autoren gelingt die Punktion der Bowmanschen Kapsel beim lebenden Tier, also die Gewinnung von Primärharn, sowie von Flüssigkeitsentnahmen aus verschiedenen Abschnitten längs der Harnkanälchen. Kürzlich haben ULLRICH u. a. gezeigt, daß diese Mikropunktionstechnik es ermöglicht, unter normalen und pathologischen Bedingungen die Vorgänge bei der Harnbereitung und den Mechanismus der Harnkonzentration besser zu interpretieren.

Mit Beginn des 20. Jahrhunderts und seit der Konzipierung der Begriffe Nephrose bzw. nephrotisches Syndrom wird die Auslösung dieser Krankheitsgeschehen im Tierexperiment oft versucht. Obwohl schon ältere Autoren, wie LINDEMANN 1900 in Frankreich und PEARCE 1904 in den USA, Nephritis-Nephrosen durch Antinierenserum erzeugt haben, geht der entscheidende Anstoß zur immunologischen Auslösung eines nephrotischen Syndroms von den Untersuchungen MASUGIS im Jahre 1933 aus. Mit Hilfe von Kaninchen-Antiratten-Nierenserum ruft er z. B. bei Ratten nephrotische Krankheitsabläufe hervor und gibt der Erforschung des Nephroseproblems neuen Auftrieb. Durch mechanische Nierenvenenkompression oder Plasmapherese versucht man gleichfalls, ein dem menschlichen nephrotischen Syndrom ähnliches Krankheitsbild zu erzeugen. Von dem Verfahren, mit chemisch definierten Substanzen bei Versuchstieren eine Nierenerkrankung mit einem nephrotischen Syndrom zu erzeugen, das dem menschlichen Krankheitsgeschehen weitgehend ähnelt, wird ebenfalls Gebrauch gemacht. Die Applikation von Schwermetallsalzen führt zu toxischen Nekronephrosen, die jedoch der genuinen echten Nephrose nicht in allen Einzelheiten entsprechen. Dagegen gelingt es, nach der mehrmonatigen oralen Eingabe von Pharmaca, z. B. von dem Antiepilepticum Tridione, ein nephrotisches Syndrom bei Tieren zu erzeugen (HEYMANN et. al., 1960).

Seitdem die elektronenoptische Forschung neue Möglichkeiten zur Darstellung von Zellstrukturen aufzeigt, rückt in den letzten Jahren die Morphologie wieder stärker in den Vordergrund für die Erforschung von Nierenveränderungen. Daneben vermittelt die Biochemie mit vielen Ergebnissen, die sich in ihrer Bedeutung noch gar nicht abschätzen lassen, wichtige Erkenntnisse der Pathophysiologie der Nieren.

Bei den in der Klinik mit dem Erscheinungsbild eines nephrotischen Syndroms ablaufenden Affektionen an den Nieren treten zahlreiche Probleme auf. An Hand von eigenen experimentellen Beobachtungen bei der Ratte soll versucht werden, zu folgenden Fragen in Bezug auf das nephrotische Syndrom Stellung zu nehmen:

1. Wo findet sich die primäre anatomische Läsion?

2. Wie entsteht die Proteinurie beim nephrotischen Syndrom?

3. Wie ist der Umsatz von Plasmaeiweißkörpern beim nephrotischen Syndrom?

Das nephrotische Syndrom wurde experimentell an Ratten durch die einmalige intravenöse Injektion eines Aminonucleosids des Antibioticums Puromycin erzeugt. Diese Methode erscheint deshalb vorteilhaft, weil bei sonst festgelegten Bedingungen einerseits eindeutige Beziehungen zwischen der verabfolgten Menge des Aminonucleosids und dem Zeitraum bis zum Auftreten der pathologischen Veränderungen feststellbar sind, anderseits ist bei dieser Applikationsform auch die Möglichkeit gegeben, nach einer kürzeren Zeit einen eventuellen Erholungsvorgang zu erfassen.

Mit diesem einfachen und immer reproduzierbaren Modell einer nicht immunologisch ausgelösten Nierenerkrankung gelingt es, bei der Ratte den gerafften zeitlichen Verlauf des Krankheitsgeschehens, der dem klinischen Erscheinungsbild des menschlichen akuten nephrotischen Syndroms weitgehend ähnelt, zu erzeugen. Bei den Versuchstieren kann klinisch am dritten Versuchstage zunächst eine Proteinurie ohne Hämaturie und fast gleichzeitig damit eine Hypoproteinämie nachgewiesen werden. Ferner werden Zeichen einer vermehrten Flüssigkeitsretention beobachtet. Es finden sich Anasarka, Gesichts- und Pfötchenödeme sowie ein Ascites. Makroskopisch erscheinen die Nieren der nach Aminonucleosidgaben akut nephrotischen Ratten ödematös, vergrößert und von blaßgelblicher Farbe. Im Gegensatz zu den Kontrolltieren ist die Milz verkleinert, entspeichert und blaß. Bei den Nephrosetieren ist auch die Leber ödematös, von blaßgelblich-brauner Farbe, die Oberfläche erscheint glatt.

Auf der Suche nach der urprünglichen pathologisch-anatomischen Läsion beim akuten nephrotischen Syndrom nach Aminonucleosid verdienen die Veränderungen an den Nieren besonderes Interesse. Die Feinstruktur der Nephren ist seit der Ära des Elektronenmikroskops besser bekannt. Im elektronenmikroskopischen Bild stellt sich die Wand einer normalen Glomerulumkapillare bei der Ratte dreischichtig dar: Endothelzellen, Basalmembran und Epithelzellen.

Die innere Schicht bildet das Endothel, welches als flache, von vielen Poren durchbrochene Lage das Kapillarlumen auskleidet. Als zweite oder mittlere Schicht liegt die Basalmembran zwischen den Endothel- und Epithelzellen. Die Basalmembran stellt sich im kleineren oder mittleren Auflösungsbereich als eine homogene Schicht dar, sie wird von den Endothel- und Epithelzellen durch sehr wenig elektronendichte Zonen, die sogenannten Lamina rara interna und externa, getrennt.

Als dritte oder äußere Schicht folgen die füßchenartigen Epithelzellfortsätze (Podocyten). Die Epithelzellen — die man mit Medusen verglichen hat — liegen zwischen den Glomerulumkapillaren und senden nach verschiedenen Richtungen ihre füßchenartigen Fortsätze aus, die der Basalmembran kolbenartig aufsitzen. Aus früheren Untersuchungen (Körtge et al., 1961) geht hervor, daß bereits 6 Stunden nach der Aminonucleosidinjektion die ersten Veränderungen in Form von Verschmelzungen und Verdickungen der füßchenartigen Fortsätze der glomerulären Kapillarepithelien nachzuweisen sind. Am 5. Tage hat sich die Läsion verstärkt. Es sind fast keine füßchenartigen Fortsätze mehr darzustellen. Das Epithelzellcytoplasma fließt zu langen Platten zusammen und enthält zahlreiche homogene und granulierte osmiophile Einschlüsse verschiedener Größe sowie membranbegrenzte Vakuolen und nur sehr wenige Strukturen des endoplastischen Reticulums.

Wie die Endothelien zeigt auch die Basalmembran der Glomerulumkapillaren noch keine Alterationen, obwohl der Durchtritt großer Eiweißmassen eine Störung an der Basalmembran vermuten läßt.

Die proximalen Tubulusepithelien wurden gleichzeitig untersucht. Im Gegensatz zu den glomerulären Veränderungen zeigen sich frühestens nach Ablauf von 24 Stunden nach Aminonucleosidgabe die ersten Läsionen. Die normalen proximalen Tubuluszellen werden zum Lumen hin durch einen Bürstenbesatz begrenzt. Bei stärkerer Vergrößerung kann man im submikroskopischen Bereich nachweisen, daß dieser Bürstenbesatz von fingerförmigen Ausstülpungen („microvilli") der Zellmembranen gebildet wird, die dicht aneinander liegen. Unterhalb des Bürstenbesatzes finden sich im apikalen Abschnitt einer proximalen Tubuluszelle Vesiculae und Strukturen des endoplasmatischen Reticulums ohne Granulabesatz, einzelne kleine Mitochondrien und Vakuolen. Der entsprechende basale Abschnitt der proximalen Tubuluszelle läßt typische Einstülpungen der basalen Zellmembranen und dazwischen länglich-ovale Mitochondrien mit zahlreichen Cristae erkennen.

Die beim nephrotischen Syndrom nach Aminonucleosid vermehrt durch die schadhaften Glomerulumkapillaren in den Primärharn gelangenden Plasmaeiweißkörper werden von den proximalen Tubuluszellen durch Pinocytose aufgenommen.

Bereits 24 Stunden nach der Aminonucleosidinjektion ist es möglich gewesen, den Übergang in ein intracelluläres Hohlraumsystem, also den Abschnürungsvorgang eines membrangebundenen pinocytotischen Vesikels, nachzuweisen. Zum gleichen Zeitpunkt läßt sich dicht unterhalb des Bürstensaumes eine breite Zone kleinerer vesikulärer Strukturen, die zum großen Teil einen osmiophilen Inhalt haben, erkennen. Diese pinocytotischen Vesiculae fließen zu größeren Vakuolen zusammen, kondensieren sich und liegen, wie zahlreiche Verlaufsbeobachtungen gezeigt haben, als größere sogenannte „droplets" vor. Die osmiophilen Zelleinschlüsse haben eine unterschiedliche Elektronendichte, sie sind so groß, daß sie im Lichtmikroskop als hyaline Tropfen zu sehen sind. Sie haben einen Fermentbesatz und sind keineswegs inerte Gebilde. Die Tubuluszellen versuchen, durch diesen Mechanismus die Eiweißmoleküle zu zerschlagen und zu neuem Eiweiß zusammenzusetzen. Dafür spricht auch das Vorkommen von endoplasmatischen Platten mit Ribonucleinsäure-Granula-Besatz. Dagegen ist nach älteren Arbeiten von JEAN OLIVER (1948, 1957) und neueren Beobachtungen von MILLER (1960, 1961) die Fähigkeit der normalen proximalen Tubuluszellen, Eiweiß aufzunehmen, nur beschränkt.

Es kann auf Grund der vorgetragenen elektronenoptischen Befunde beim akuten nephrotischen Syndrom angenommen werden, daß tubuläre Veränderungen erst dann in Erscheinung treten, wenn durch die erhöhte Durchlässigkeit der glomerulären Basalmembran vermehrt Eiweiß im Primärharn vorhanden ist und die Tubuluszellen gezwungen werden, ein erhöhtes Angebot von Proteinen zu verarbeiten. Darüber hinaus sind die durch das Aminonucleosid auch direkt geschädigten Harnkanälchenepithelien nicht mehr in der Lage, das erhöhte Angebot von Eiweiß in physiologischer Weise zu verarbeiten.

Von den gestellten Fragen haben wir zwei, nämlich die nach dem Ort der primären pathologisch-anatomischen Läsion in der Niere und die Entstehung der Proteinurie beim akuten nephrotischen Syndrom der Ratte nach Aminonucleosid auf Grund unserer Experimente erläutert.

Als ein führendes klinisches Symptom findet sich beim nephrotischen Syndrom neben dem Eiweißverlust über die Nieren, neben den Ödemen und einer Hyperlipidämie eine Hypoproteinämie. Da es sich bei der nephrotischen Proteinurie um eine Sonderform des regelmäßigen Eiweißentzuges über längere Zeit handelt, lag es nahe anzunehmen, daß diese Hypoproteinämie Folge der Proteinurie ist. Es besteht jedoch auch die Möglichkeit, daß eine Synthesestörung oder ein vermehrter Katabolismus von Eiweiß vorliegen.

Unter geeigneten und konstanten Bedingungen kann man mit Hilfe der Isotopensignierungsmethode Untersuchungen über den Umsatz von J^{131}-markierten Plasmaproteinfraktionen durchführen. Aus dem Blut der Nephroseratten verschwinden sämtliche Eiweißfraktionen wesentlich schneller als bei den Normaltieren. Bemerkenswert ist, daß der Unterschied des Aktivitätsabfalls zwischen normalen und aminonucleosidbehandelten Ratten beim Albumin besonders groß ist, dann folgen die γ-Globuline und schließlich die α-und β-Globuline.

Durch die Prüfung des Verhältnisses Plasmaproteinverlust (Proteinurie) zum echten Eiweißabbau im Organismus und die Beziehung zum Plasmaproteinspiegel wurde ferner der Umsatz der Serumeiweißkörper von normalen und aminonucleosidnephrotischen Ratten bestimmt. Der Serumeiweißumsatz zeigt sich bei allen nephrotischen Tieren im Vergleich zu den Kontrolltieren deutlich beschleunigt.

Zur Klärung der Frage, ob die starke Hypalbuminämie nur auf einen erhöhten Verlust über die Nieren zurückzuführen ist oder ob auch ein erhöhter Abbau von Albumin vorliegt, wurden weitere Untersuchungen durchgeführt. Die nach der Gabe von homologen mit J^{131}-markiertem Rattenalbumin erhaltenen Aktivitätswerte im Gesamtkörper, Urin und Serum wurden gemessen und daraus die Umsatzraten berechnet. Dabei erweist sich die im Organismus abgebaute Albuminmenge bei den nephortischen Tieren kleiner als bei den Kontrolltieren. Rechnet man jedoch die Albuminmenge, die durch die Proteinurie verlorengeht, hinzu, so erhält man Werte wie bei Normaltieren. Die pro Zeiteinheit synthetisierten Albuminmengen sind bei behandelten und unbehandelten Tieren gleich groß. Demnach ist die durch Aminonucleosid bei der Ratte entstehende Hypoproteinämie (Hypalbuminämie) allein auf den erhöhten Eiweiß- (Albumin-) Verlust über die Nieren zurückzuführen.

Die Kausalanalyse trifft vielfach auf immer komplexere Prozesse, auf immer mehr Korrelationen und Zusammenhänge, die immer schwieriger zu erfassen sind. So erweist es sich mehr denn je als notwendig, auch die soeben zur Frage des nephrotischen Syndroms vorgetragenen analytischen Ergebnisse vor allem als Aussagen eines nur in seinem Gesamtzustand verständlichen Systems aufzufassen. Daraus erwächst, wie LETTERER es kürzlich formuliert hat, eine Synthese von morphischer, biochemischer und physikalischer Forschung, eine moderne Art des Forschens, deren Erfolge sich auf dem Gebiete der Erkrankungen an den Nieren abzuzeichnen beginnen und die allein unserer heutigen Zeit gemäß ist.

Mein Anliegen war es, Ihnen am Beispiel des nephrotischen Syndroms einige Hinweise zur Entwicklung der klinischen und experimentellen Medizin zu geben. Darüber hinaus war es mein Bestreben, Ihnen zu zeigen, daß die Fortschritte in der Erkenntnis sowohl in der klinischen als auch in der experimentellen Medizin und deren Zusammenwirken es ermöglichen, komplexe Krankheitsbegriffe aufzuklären.

Literatur

BEINTKER, E. u. W. KAHLENBERG: Die Werke des Galenus. Bd. I, Stuttgart: Marquardt 1939.

BERNARD, CL.: Leçons de physiologie opératoire. Paris 1879.

BORELLI, A.: De motu animalium. Rom 1680/81.

BOWMAN, W.: Phil. Trans. of the Roy. Soc. of London 1, 57—80 (1842).

BRIGHT, R.: Reports of medical cases selected with a view of illustrating the symptoms and cures of diseases by references to morbid anatomy. London 1827 und 1836. Übersetzung von EBSTEIN, Leipzig 1916.

CUES, N. v.: Sammlung Dietrich, Bremen 1957.

CUSHNY, A. R.: The secretion of the urine. London 1917. Die Absonderung des Harnes, 2. Aufl., Jena: Gustav Fischer 1926.

DIEPGEN, P.: Geschichte der Medizin. Bd. I 1949, Bd. II/1 (1951), Bd. II/2 (1955). Berlin: Walter de Gruyter.

HEIDENHAIN, M.: Die Harnabsonderung. In Herrmanns Handbuch Physiologie Bd. V/1. S. 279 (1883).

HEYMANN, W.: Pediatrics, N. Y. 25, 112—118 (1960).

JAEGER, W.: Abh. d. Preuß. Ak. d. Wissenschaft. Jg. 1938. Phil. Hist. Kl. Nr. 3, S. 36 ff.

KISSKALT, K.: Theorie und Praxis der medizinischen Forschung. München-Berlin: I. F. Lehmann 1942.

KÖRTGE, P., G. PALME u. H.-J. MERKER: Z. ges. exper. Med. 135, 167—182 (1961).

KÖRTGE, P.: Morphologische und biochemische Untersuchungen beim experimentellen nephrotischen Syndrom. Habilitationsschrift, Berlin 1962.

LETTERER, E.: Wien. Med. Wschr. 112, 43—46 (1962).

LINDEMANN, W.: Ann. Inst. Pasteur, Paris, 13, 49—59 (1900).

LUDWIG, C.: Lehrbuch der Physiologie des Menschen. I. Band 1852, II. Band 1856. Leipzig und Heidelberg: Wintersche Verlagsbuchhandlung.

MALPIGHI, M.: De renibus (De viscerum structura excercit. anatomica). London 1659.

—: Malpighi Marcelli Opera omnia (Thesaurus locupletissimus botanico-medico-anatomicus). II, S. 278. P. Vander, Lugduni Batatorum, 1687.

MASUGI, M.: Beitr. path. Anat. Jena 91, 82—111 (1933).

MILLER, F.: J. biophys. biochem. Cytol. 8, 689—718 (1960).

—: J. biophys. biochem. Cytol. 9, 157—170 (1961).

MORGAGNI, J. B.: De sedibus et causis morborum per anatomen indagatis. Venetiis, 1761.

MÜLLER, FR. v.: Verh. dtsch. Path. Ges. 9, 64 (1905). Erg.-Heft zu Zbl. allg. Path. u. Path. Anat. 16, 805—807 (1905).

MÜLLER, R. F. G.: Grundlagen altindischer Medizin. Nova Acta Leopoldina N. F. Bd. 10, Nr. 72, S. 379—475, Halle 1941.

MUNK, F.: Virchows Arch. path. Anat. 194, 527—565 (1908).

—: Z. klin. Med. 78, 1—52 (1913).

—: Med. Klin. 12, 1019—1023, 1047—1050, 1073—1076 (1916).

NESTLE, W.: Vom Mythos zum Logos (Die Selbstentfaltung des griechischen Denkens von Homer bis auf die Sophistik und Sokrates). Stuttgart: Kröner 1942.

OLIVER, J.: J. Mot. Sinai Hosp. 15, 175 (1948).

—: The Nephrotic Syndrome p. 1—14. Proc. VIIIth Ann. Conf. on the Nephrotic Syndrom, The National Nephrosis Foundation. New York: Inc. 1957.

PEARCE, R. M.: Univ. Pennsylvania Med. Bull. **16**, 217 (1903/04); J. med. Research **12**, 1 (1904).

RICHARDS, A. N.: Amer. J. Med. Sci. **170**, 727—746 (1935).

ROTHSCHUH, K. E.: Dtsch. med. Wschr. **78**, 71—74 (1953).

ULLRICH, K. J.: Das Gegenstromprinzip im Nierenmark. 5. Franz Volhard Gedächtnis-Vorlesung. Med. Welt 1—30 (1962).

VOLHARD, F. u. TH. FAHR: Die Brightsche Nierenkrankheit, Klinik, Pathologie und Atlas. Berlin. Göttingen. Heidelberg: Springer 1914.

WALKER, A. M., P. A. BOTT, J. OLIVER u. M. C. MacDOWELL: Amer. J. Physiol. **134**, 580—595 (1941).

WEARN, J. T. u. A. N. RICHARDS: Amer. J. Physiol. **71**, 209—227 (1924).